Therapeutische Möglichkeiten bei Erkrankungen
des oberen Gastrointestinaltraktes:
Antacida im Blickpunkt

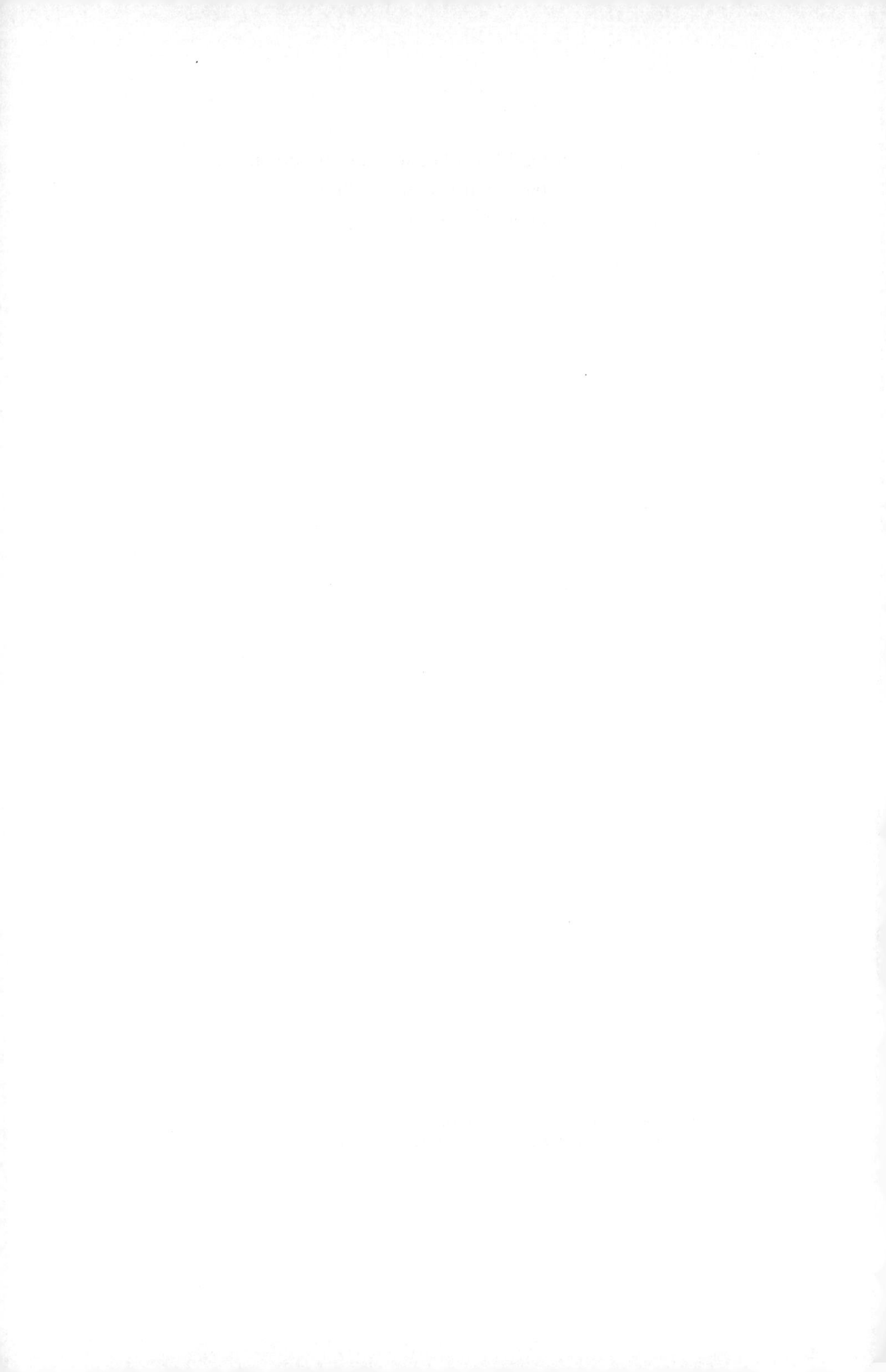

Therapeutische Möglichkeiten bei Erkrankungen des oberen Gastrointestinaltraktes: Antacida im Blickpunkt

Sevilla, März 1992

Mit Beiträgen von
A. Berstad
W. Bolten
H. Bosseckert
W. F. Caspary
R. Gugler
S. Güldütuna
H. Huchzermeyer
S. E. Miederer
Ch. Nauert
W. Rösch
K.-F. Sewing
A. Tarnawski
M. Wienbeck

Herausgeber
F. Halter

Die Deutsche Bibliothek – CIP-Einheitsaufnahme

Therapeutische Möglichkeiten bei Erkrankungen des oberen Gastrointestinaltraktes:
Antacida im Blickpunkt; Symposium Sevilla 1992 / Hrsg.: Fred Halter. – Braunschweig;
Wiesbaden: Vieweg, 1992

NE: Halter, Fred [Hrsg.]

Herausgeber: Prof. Dr. F. Halter

Der Verlag Vieweg ist ein Unternehmen der Verlagsgruppe Bertelsmann International.

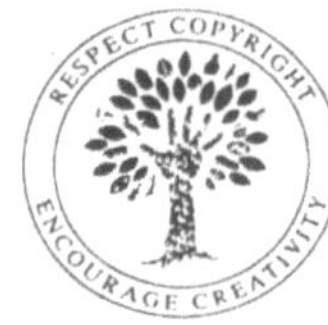

Redaktion: Dr. med. Christoph Müller-Löbnitz
              Jürgen Weser
Herstellung: Gütersloher Druckservice GmbH, Gütersloh
ISBN 978-3-663-05263-0   ISBN 978-3-663-05262-3 (eBook)
DOI 10.1007/978-3-663-05262-3

Inhaltsverzeichnis

Referenten- und Autorenverzeichnis

PROF. DR. A. BERSTAD, Division of Gastroenterology, Medical Department, Haukeland Hospital, 5021 Bergen, Norwegen

DR. W. BOLTEN, Rheumaklinik Bad Rappenau, Salinenstr. 12, 6927 Bad Rappenau

PROF. DR. H. BOSSECKERT, Klinikum für Innere Medizin, Friedrich-Schiller-Universität Jena, Erlanger Allee 101, O-6902 Jena-Lobeda

PROF. DR. W. F. CASPARY, Abteilung Gastroenterologie, Zentrum Innere Medizin, Klinikum der Johann Wolfgang Goethe-Universität, Theodor-Stern-Kai 7, 6000 Frankfurt / M. 70

DR. S. GÜLDÜTUNA, Abteilung Gastroenterologie, Zentrum Innere Medizin, Klinikum der Johann Wolfgang Goethe-Universität, Theodor-Stern-Kai 7, 6000 Frankfurt / M. 70

PROF. DR. R. GUGLER, I. Medizinische Klinik, Städtisches Klinikum Karlsruhe, Moltkestr. 14, 7500 Karlsruhe

PROF. DR. F. HALTER, Inselspital Bern, Abteilung für Gastroenterologie, CH-3010 Bern

PROF. DR. H. HUCHZERMEYER, Medizinische Klinik, Klinikum Minden, Friedrichstr. 17, 4950 Minden

PROF. DR. S. E. MIEDERER, Medizinische Klinik des Evangelischen Johannes-Krankenhauses Bielefeld, Schildescher Str. 99, 4800 Bielefeld

DR. CH. NAUERT, Klinische Forschung, Rhône-Poulenc Rorer GmbH, Nattermannallee 1, 5000 Köln 30

PROF. DR. W. RÖSCH, Medizinische Klinik, Krankenhaus Nordwest der Stiftung Hospital zum Heiligen Geist, Steinbacher Hohl 2 – 26, 6000 Frankfurt / M. 90

PROF. DR. K. F. SEWING, Institut für Allgemeine Pharmakologie, Medizinische Hochschule Hannover, Konstanty-Gutschow-Str. 8, 3000 Hannover 61

PROF. DR. A. TARNAWSKI, DVA Medical Center, 5901 E. Senth Street, Long Beach, California 90822

PROF. DR. M. WIENBECK, III. Medizinische Klinik, Zentralklinikum Augsburg, Stenglinstr. 2, 8900 Augsburg

Vorwort

F. Halter,

Inselspital Bern, Abteilung für Gastroenterologie, CH-3010 Bern

Antacida gehören zu den ältesten Medikamenten, die wir kennen. Sie sollen bereits von den Römern in Form zerriebener Korallen und Muscheln bei dyspeptischen Patienten verabreicht worden sein. Erst viele Jahrhunderte später dachte man über den möglichen Wirkungsmechanismus einer solchen Therapie nach. Mit der Entdeckung, daß der Magen beim Ulkuskranken in der Regel vermehrt Salzsäure produziert, die durch Antacida abgebunden werden kann, schien das Wirkungsprinzip dieser Medikamentengruppe endgültig geklärt zu sein. Nachdem in den letzten 10 Jahren mehrere klinisch kontrollierte Ulkusstudien gezeigt haben, daß Antacida auch in sehr niedrigen, die Magensäurekonzentration kaum beeinflussenden Dosen Ulzera beschleunigt heilen können, kam die Hypothese, daß die Säureneutralisation das eigentliche Wirkungsprinzip der Antacida darstelle, stark ins Wanken. Das Modewort „Zytoprotektion" und die damit in erster Linie assoziierte gesteigerte endogene Prostaglandinsynthese ergaben in der Folge Ansätze für eine plausible Erklärung, vor allem seit wir wissen, daß Antacida in Anwesenheit von überschüssiger Magensäure die Magenschleimhaut sogar verstärkt schützen. In letzter Zeit haben wir indessen gelernt, daß Antacida ihre protektive Wirkung auch bei kompletter Inhibition der Prostaglandinsynthese beibehalten. Auch wissen wir heute, daß Zytoprotektion sich nicht unbedingt mit Ulkusheilung gleichsetzen läßt. Im Vordergrund der Forschung über das Wirkungsprinzip der Antacida steht derzeit die Frage, ob Antacida die Ulkusheilung via Wachstumsfaktoren, wie Epidermal growth factor (EGF) und Fibroblast growth factor (FGF), fördern. Diskutiert wird in diesem Zusammenhang außerdem, ob Antacida dazu beitragen, die biologische Aktivität dieser Peptide im Magensaft zu erhalten, bzw. ob sie ein Transportmedium darstellen, das den Kontakt zwischen diesen Wachstumsfaktoren und der Reepithelialisationszone des Ulkus gewährleistet. Mittels molekularbiologischer Techniken wird auch untersucht, inwiefern Antacida die Lokalexprimierung von Wachstumsfaktoren bzw. deren Rezeptoren im Ulkusrand anregen können. Auch hier gilt es, in Zukunft vermehrt zwischen Epiphänomenen und eigentlichen Wirkungsprinzipien zu unterscheiden. Dies gilt auch für die Rolle des durch Stickstoffmonoxid mittels Aluminiumhydroxid angeregten vermehrten Blutflusses in der Magendarmmukosa als Wirkungsprinzip der Antacida. Die Studien zur eventuellen Wirksamkeit der Antacida via Verminderung oder Ausschaltung des Helicobacter pylori-Infektes führten weitgehend zu negativen Resultaten. Mehr Fragen als Antworten gibt es auch bei der Diskussion, ob die in vitro nachweisbare Adsorption von Gallensäuren bei der klinischen Wirkung der Antacida mitbeteiligt ist. Aus der Vielzahl der hier erwähnten potentiellen Wirkungsfaktoren geht hervor, daß unser Wissen über den Wirkungsmechanismus der Antacida noch sehr lückenhaft ist und dringend einer weiteren Erforschung bedarf.

Wie bei vielen anderen Medikamenten hat die Entwicklung neuerer Wirkstoffe, im konkreten Fall der Histamin-H_2-Antagonisten, indirekt das Wissen über die klinische Wirksamkeit früherer Wirksubstanzen, im konkreten Fall der Antacida, stark bereichert. So wissen wir heute, daß selbst kleine Antacidadosen, bei guter Verträglichkeit und sehr geringem Nebenwirkungsprofil, die Heilung des Ulcus duodeni ähnlich fördern können wie Histamin-H_2-Antagonisten. Neuere Studien weisen darauf hin, daß dies auch für das Ulcus ventriculi gelten dürfte. Vielversprechend sind die bis heute auf tierexperimentellen Studien basierenden Beobachtungen, daß eine Antacidatherapie zu einer stabileren Ulkusnarbe führt als eine potente Suppression der Magensäuresekretion. Bevor daraus Rückschlüsse für die Ulkustherapie beim Menschen gezogen werden können, gilt es, diese Beobachtung in kontrollierten Ulkusheilungsstudien zu erhärten.

Konkrete Daten zur Effektivität der Antacida bei der Refluxösophagitis und insbesondere der Non-ulcer dyspepsia stehen in wesentlich geringerem Umfang zur Verfügung als bei der Ulkuskrankheit. Es gilt dabei zu berücksichtigen, daß diese Erkrankungen sehr heterogene Verlaufsformen aufweisen und daß ein positiver Effekt durch Antacida in erster Linie bei Patienten mit milder Refluxösophagitis oder refluxartiger Dyspepsie zu erwarten ist. Innerhalb dieser Unterformen profitieren viele Patienten sehr von dieser kostengünstigen Therapie, und weitere wohlgeplante klinische Studien sind hier besonders angezeigt.

Ausgesprochen kontrovers wird derzeit die Rolle der Antacida in der Streßulkusprophylaxe diskutiert. Die Unsicherheit der Wirkung teilen die Antacida hier mit praktisch allen anderen Ulkuspharmaka. Da beim heutigen Stand der Intensivmedizin Streßulkusläsionen immer seltener auftreten, ist möglicherweise der Moment für die definitive Klärung dieses Fragenkomplexes verpaßt.

Die kritische Evaluation der zur Antacidawirkung gewonnenen Neuerkenntnisse der letzten Jahre zeigt, daß dieser kostengünstigen Therapie im Rahmen des großen Umfeldes der peptischen Erkrankung nach wie vor ein wichtiges therapeutisches Potential zukommt.

An overview of the antacid compounds in general use

Ch. Nauert, W. Jettka

Klinische Forschung und Pharmazeutische Entwicklung,
Rhône-Poulenc Rorer GmbH, Köln

Abstract

Antacids play an integral role in the treatment of diseases of the upper gastro-intestinal tract. Correctly applied they lead to a notable reduction in intragastral acidity, which seems to be the basis for their effectiveness. More recently, additional mechanisms of action have been demonstrated, such as the binding of bile acids in the case of aluminium hydroxide containing antacids. Furthermore, the mucosa protecting mechanisms are now considered part of an efficient antacid therapy. Chemically, antacids can be divided into anionic and cationic compounds. In their clinical application it is necessary to combine different antacids taking advantage of their various acid-binding properties in order to achieve an optimal therapy. In this context aluminium hydroxide and magnesium hydroxide have proved to be of great importance both as starting materials for the production of antacids as well as component partners in other combinations.

Überblick über die relevanten antaciden Verbindungen

Ch. Nauert, W. Jettka

Klinische Forschung und Pharmazeutische Entwicklung,
Rhône-Poulenc Rorer GmbH, Köln

Zusammenfassung

Antacida sind nach wie vor integraler Bestandteil der ärztlichen Therapie bei Erkrankungen des oberen Gastrointestinaltraktes. Bei korrekter Anwendung bewirken sie eine maßvolle Reduktion der intragastralen Azidität, die ihre Wirksamkeit maßgeblich bestimmt. Zusätzliche Wirkmechanismen, wie eine insbesondere für aluminiumhydroxidhaltige Antacida relevante Gallensäurenbindung, sind in jüngerer Zeit nachgewiesen worden. Der Stellenwert mukosaprotektiver Mechanismen für eine effiziente Antacidatherapie wird seit neuestem diskutiert. Aus chemischer Sicht sind Antacida in anionische und kationische Verbindungen zu unterteilen. Für die klinischen Anwendungen sind Kombinationen von Antacida notwendig, die die unterschiedlichen Säurebindungseigenschaften der einzelnen antaciden Komponenten optimal ausnutzen. Hierbei sind Aluminium- und Magnesiumhydroxid sowohl als Ausgangsstoffe für antacide Verbindungen als auch als Kombinationspartner von überragender Bedeutung.

Einleitung

Antacida werden bereits seit Jahrhunderten, z. B. in Form von zermahlenem Kalk und Korallen, zur Therapie gastrointestinaler Beschwerden und Erkrankungen eingesetzt. Sie gehören somit zu den ältesten Medikamenten der Medizingeschichte. Die kontrollierte Anwendung von Antacida zur Therapie peptischer Ulzerationen geht in diesem Jahrhundert auf SIPPY zurück, der Milch und Alkali untersuchte [20]. Die erste kontrollierte klinische Studie zur Behandlung des Ulcus duodeni führten PETERSEN et al. Ende der siebziger Jahre durch [16]. In den letzten 15 Jahren hat es auf dem Gebiet der klinischen Pharmakologie entscheidende Fortschritte bei den Antacida gegeben [14, 19, 21]. Dies dürfte einer der Gründe sein, aus denen heraus Antacida – trotz der erfolgreichen Einführung zahlreicher neuer Medikamente in der Ulkustherapie – ihren Stellenwert behaupten konnten.

Rationale der Antacidatherapie

Das primäre Ziel einer Antacidatherapie ist die Reduktion der intragastralen Azidität. Dieses Ziel ist für einen begrenzten Zeitraum relativ einfach zu erreichen, hängt aber bei der Anwendung von Antacida beim Patienten von verschiedenen Faktoren, wie Zeitpunkt der Applikation, Füllungszustand des Magens und Zusammensetzung des Mageninhaltes ab [2, 3, 6]. Trotz des zunächst einfachen Zieles einer Säurereduktion gibt es bei der Definition der Wirksamkeit von Antacida Verwirrungen, die hauptsächlich auf unterschiedlichen und/oder unvollständigen Begriffsinterpretationen beruhen.

Unter dem Begriff „Neutralisation" ist per definitionem eine pH-Wertanhebung von Säure (z. B. Magensäure) auf pH 7 zu verstehen. Dies ist ein Effekt, der bei der Anwendung von Antacida unter in-vivo-Bedingungen und beim Einsatz vertretbarer Dosierungen jenseits ihrer therapeutischen Möglichkeiten liegt. Außerdem ist eine intragastrale pH-Wertanhebung auf ein solches Niveau kein therapeutisch sinnvolles Ziel, da die physiologisch wichtigen Funktionen des Magens bei derartigen pH-Werten außer Kraft gesetzt würden.

Falls jedoch der Ausdruck Neutralisation gebraucht wird, um eine Reduktion der Azidität des Magensaftes zu beschreiben, ist damit die Wirkung von Antacida relativ einfach zu charakterisieren: Bei Neutralisation der halben Mengen Salzsäure einer gegebenen Säuremenge erhöht sich der pH-Wert um 0,3 Einheiten (z. B. der intragastrale pH-Wert von 1,3 auf 1,6). Eine weitere Anhebung auf 2,3 bedeutet eine 90 %ige Neutralisation, und bei einem pH-Wert von 3,3 wären in diesem Beispiel 99 % der gesamten Säure neutralisiert [15]. In diesem Rahmen sind auch unter in-vivo-Bedingungen die intragastralen pH-Wertveränderungen nach Antacidaanwendung zu erwarten [2, 3].

FORDTRAN et al. beschrieben 1973, daß die Wirkung eines Antacidums auf die intragastrale Azidität mit ihren Reaktionseigenschaften in in-vitro-Tests bei Titration mit 0,1 normaler Salzsäure auf pH 3,0 korreliert [7]. Derartige in-vitro-Tests werden nach wie vor zur pharmazeutischen Charakterisierung der Antacida verwendet, um ihre Säurebindungskapazität zu bestimmen. Diese pharmazeutische Kenngröße wird titrimetrisch bestimmt und in mval H^+ pro Einzeldosis (z. B. 10 ml oder 1 Tablette) angegeben (Abb. 1). Sie ist die zur

Zeit einzig praktikable und sinnvolle Kenngröße für eine vergleichende Betrachtung von Antacida, so daß auch die Dosierungsangabe auf diesen Parameter bezogen werden sollte (z. B. in mval H^+/Tag). Es ist aber nur sinnvoll, wenn für derartige Vergleiche die gleichen Bestimmungsmethoden zugrunde gelegt werden. Hierfür eignet sich z. B. die häufig verwendete ANC-Methode (Acid Neutralizing Capacity) nach USP XXII, bei der auf einen pH von 3,5 titriert wird [22]. Neben dieser einfachen pharmazeutischen Methode, die sich ausschließlich zur Bestimmung einer Gesamt- oder Mindestsäurebindungskapazität eignet, sind auch in-vitro-Tests entwickelt worden, die mit mehr oder weniger großem apparativen Aufwand die Magensaftproduktion und die Magenentleerung simulieren. Diese Modelle eignen sich relativ gut, um pH-Verläufe in Abhängigkeit von der Zeit und somit die Säurebindungseigenschaften verschiedener Antacida miteinander zu vergleichen [18].
In den letzten Jahren sind neben der Neutralisation von Magensäure auch neue pharmakologisch relevante Wirkmechanismen, wie die Bindung von Pepsin und Gallensäuren, zum Wirkungsspektrum der Antacida hinzugekommen [8]. Außerdem besitzen Aluminium-Magnesium-hydroxidhaltige Antacida mukosaprotektive Eigenschaften, die zu einer Stärkung der defensiven schleimhaut-

---

Säurebindungskapazität

➠ Titrimetrische Bestimmung

➠ Angabe in mval H^+/Einzeldosis (z. B. 10 ml)

➠ Kenngröße zur pharmazeutischen Charakterisierung

> ▶ Qualitätskontrolle
> ▶ Vergleich von verschiedenen Antacida

➠ Bezugspunkt für die Dosierung

> ▶ Angabe in mval H^+/Tag
> z. B. 120 – 300 mval H^+/Tag
> (U. duodeni)

Abb. 1: Definition und Bedeutung der Säurebindungskapazität

schützenden Mechanismen der Magenschleimhaut beitragen [5, 9]. Diese Protektion der Magenschleimhaut vor endo- und exogenen Noxen (z. B. Äthanol, Acetylsalicylsäure, Streß) ist weitgehend von ihrem Aluminiumhydroxidgehalt abhängig [11]. Welche körpereigenen Regulationsmechanismen dabei eine Rolle spielen, ist bisher nicht eindeutig geklärt. Eine Erhöhung der mukosalen Prostaglandinbiosynthese und Bikarbonatsekretion könnte hierbei u. a. von Bedeutung sein [13, 17]. Aber auch andere Interaktionen zwischen dem Aluminiumhydroxid und der Magenschleimhaut (z. B. eine unspezifische Reizung der Mukosa) sind denkbar. Wichtig bei diesen protektiven Eigenschaften ist jedoch vor allem die Tatsache, daß sie absolut unabhängig von der säurepuffernden Wirkung der Antacida sind [5, 9, 12].

Chemie der Antacida

Antacida sind chemische Verbindungen, die bis auf wenige Ausnahmen auch in der Natur vorkommen. Aus chemischer Sicht sind sie heute in zwei Gruppen einzuteilen: Antacida, bei deren Reaktion der Anionenteil des Moleküls die Basis der Wirkung darstellt, und solche, bei denen der Kationenanteil am wichtigsten ist [4].

Anionische Antacida, wie Natriumhydrogenkarbonat oder Kalziumkarbonat, sind in der Regel starke, schnell reagierende Basen, die wegen der möglichen Resorption ihrer Bestandteile zu metabolischen Effekten bzw. Nebenwirkungen führen können (metabolische Alkalose, Natriumbelastung, gastrale Gasbildung). Ihre alleinige Anwendung als Antacida ist inzwischen obsolet. Ihre Reaktion mit Salzsäure ist eine rasche, irreversible Neutralisationsreaktion.

Kationische Antacida, wie Aluminiumhydroxid oder Magnesiumhydroxid, sind Verbindungen, deren hydratisierte Kationen für die säurebindende Wirkung verantwortlich sind. Hier verläuft die säureneutralisierende Reaktion über mehrere Stufen [4]. Aluminiumhydroxid kann theoretisch mit drei Säuremolen reagieren. Infolge der Hydrolysereaktion entstehen im wäßrigen Milieu hierbei typische Aluminiumkomplexe, die eine Oktaederstruktur aufweisen [4, 18]. Dies ist einer der Gründe für die relativ langsame pH-Anhebung und die langanhaltende Wirkung von Aluminiumhydroxid auf den intragastralen pH-Wert. Andere kationische Antacida, wie Magnesiumhydroxid, reagieren relativ schnell mit Magensäure und führen zu einem höheren intragastralen pH-Wert.

Antacida werden überwiegend als Antacidamischungen eingesetzt, wobei ihre unterschiedliche Kinetik des Neutralisationsvorganges genutzt wird. Beispielhaft seien hier Aluminiumhydroxid und Magnesiumhydroxid genannt.

Die alleinige Anwendung der für antacide Zwecke zu starken Base Magnesiumhydroxid würde zu einem zu schnellen und kurzfristigen intragastralen pH-Wertanstieg in unphysiologische Bereiche (pH 7 – 8) führen, während Aluminiumhydroxid eine für die alleinige Anwendung zu schwache Base ist. Erst die Mischung der beiden Hydroxide – das Mengenverhältnis ist dabei in erster Näherung uninteressant – führt zu einer protrahierten Säurebindung, deren Gesamtbetrag der Gesamtmenge an Al- und Mg-Äquivalenten gleicht [18]. Das daraus resultierende Reaktionsvermögen läßt sich in vitro gut im Rossett-Rice-Test demonstrieren und wurde von verschiedenen Autoren als optimal eingestuft (Abb. 2) [1, 10].

Eine andere Möglichkeit der Kombination von Aluminiumhydroxid und Magnesiumhydroxid stellen Antacida wie Magaldrat und Hydrotalcit dar, deren strukturelle Basis das mineralische Magnesiumhydroxid (Brucit) ist [18]. Durch entsprechende chemische Reaktion wird in diesem Molekül ein Teil der Magnesium-Ionen statistisch durch Aluminium-Ionen ausgetauscht. Zum Aus

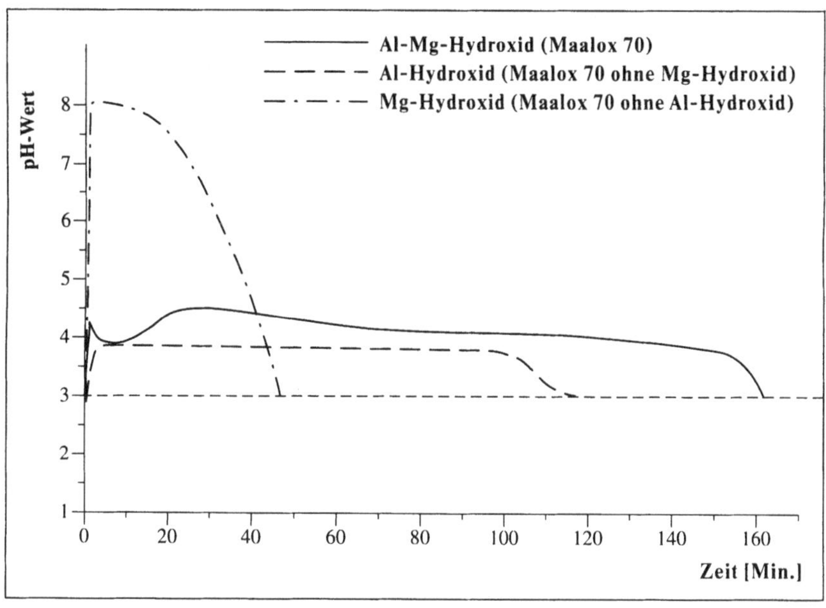

Abb. 2: In-vitro-Titration (Rossett-Rice) eines Aluminium-Magnesium-hydroxidhaltigen Antacidums (Maalox70; 10 ml) im Vergleich zur Titration seiner Einzelbestandteile (Aluminiumhydroxid, Magnesiumhydroxid; jeweils 10 ml)

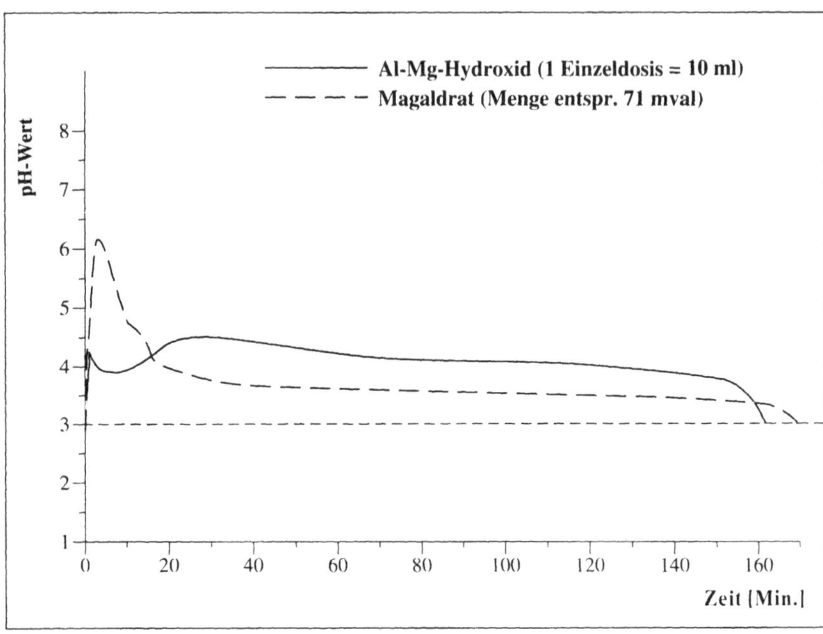

Abb. 3: In-vitro-Titration (Rosset-Rice) eines Aluminium-Magnesium-hydroxidhaltigen Antacidums (Maalox 70; 10 ml) im Vergleich zur Titration von Magaldrat (Dosis entsprechend einer Säurebindungskapazität von 71 mval)

gleich der durch den Einbau der Aluminium-Ionen entstehenden positiven Überschußladung werden in diese Verbindungen negativ geladene, sogenannte Zwischenionen eingelagert. Dies sind Karbonat-Ionen (Hydrotalcit) oder Sulfat-Ionen (Magaldrat). Derartige Strukturen lassen die Säurebindung relativ schnell ablaufen. Obwohl formal überwiegend ein Magnesiumhydroxid mit zu stark basischen Eigenschaften vorliegen sollte, wirkt sich dies doch nicht so stark aus, da die Säurebindung bei pH-Werten unter 6 abläuft [18].
Beim Vergleich der Säurebindungseigenschaften von Aluminium-Magnesium-hydroxiden mit Magaldrat läßt sich dieses Verhalten gut demonstrieren (Abb. 3 und 4). Im Rossett-Rice-Test zeigt sich, daß Magaldrat in einer Dosis, die bezüglich der Säurebindungskapazität der eines potenten Aluminium-Magnesiumhydroxids entspricht (71 mval, Abb. 3), zunächst relativ stark basisch reagiert, dann aber eine geringere Säurebindung als das Vergleichspräparat auf-

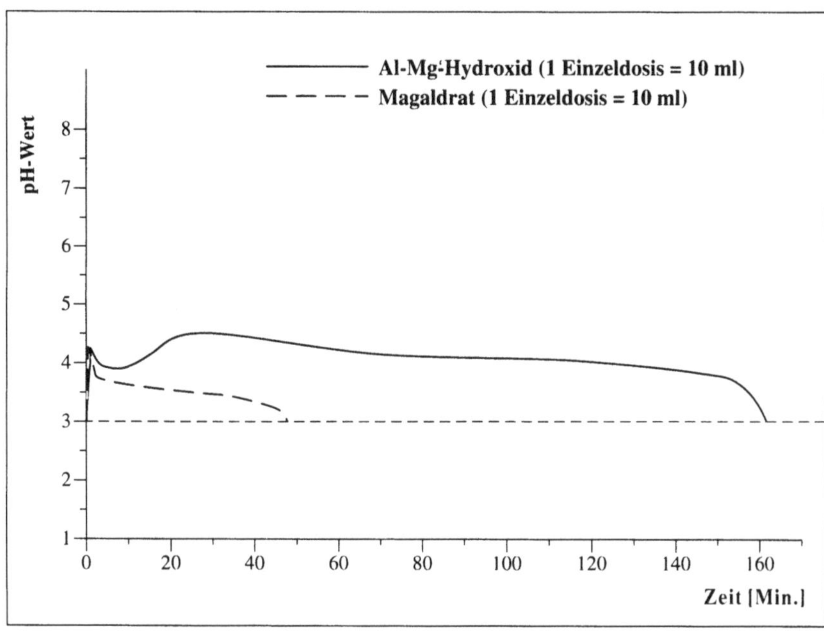

Abb. 4: In-vitro-Titration (Rosset-Rice) eines Aluminium-Magnesium-hydro-xidhaltigen Antacidums (Maalox 70; 10 ml) im Vergleich zu Magaldrat (10 ml)

weist. Beim Einsatz gleicher Einzeldosen beider Präparate (10 ml) wird die vergleichsweise geringe Säurebindungskapazität des Magaldrat deutlich, die nur zu einer kurzfristigen pH-Wertanhebung in dieser Versuchsanordnung führt (Abb. 4).

Pharmazeutische Formulierungen

Seit der Einführung flüssiger Antacidaformulierungen haben feste Formulierungen, wie Tabletten oder Pulver, an Bedeutung verloren. Die Ursache hierfür ist die nur unvollständig bewiesene Annahme, daß sich flüssige Formulierungen im oberen Gastrointestinaltrakt besser (d. h. gleichmäßiger) verteilen und besser an der Schleimhaut haften. Auch ein angeblich schnellerer Wirkungseintritt – insbesondere bei Schmerzen – wird für diese Formulierungen in Anspruch

17

genommen. Es gibt jedoch keinen Hinweis darauf, daß Antacidatabletten z. B. hinsichtlich der Ziele einer Ulkustherapie (Abheilungsbeschleunigung, schnelle Schmerzbefreiung) Antacidasuspensionen unterlegen sind. Vielmehr hat eine Verbesserung des pharmazeutischen Know-hows zu Neuentwicklungen von Antacidatabletten geführt, die sich bezüglich ihrer Galenik und Wirksamkeit durchaus mit Antacidasuspensionen messen können [14, 23]. Unter diesen Voraussetzungen sind Tabletten für den Patienten sogar eine attraktive Alternative, da sie leichter einzunehmen und somit Compliance-fördernd sind. Im übrigen enthalten Tabletten meist keine Konservierungsstoffe, wie z. B. Paraaminobenzoesäure-Derivate, die in den meisten Suspensionen zu finden sind und ein, wenn auch geringes, allergenes Potential beinhalten.

Diskussion

Frage:
Können Sie den Marktanteil der Antacida für den OTC-Bereich, für den niedergelassenen Bereich und für den Klinikbereich aufschlüsseln?

Antwort Dr. Stastny:
Der OTC-Anteil für unsere Antacida liegt zwischen 30 und 50 %. Dies gilt im wesentlichen auch für andere handelsübliche Antacida.

Frage:
Aufgrund welcher Dosierungsangaben kann man die Tagestherapiekosten für Antacida berechnen?

Antwort Dr. Nauert:
Eine derartige Berechnung ist nur bei der Indikation Ulcus duodeni möglich. In den kontrollierten klinischen Studien zu dieser Indikation liegt die wirksame Antacidadosierung in einem Bereich zwischen 120 – 280 mval Säurebindungskapazität pro Tag. Dies gilt für diejenigen Antacida, mit denen diese klinischen Studien durchgeführt worden sind, also meistens Aluminium-Magnesiumhydroxidhaltige Antacida. Sofern sich andere Antacida auf diese Daten beziehen wollen, ist dies natürlich möglich. Bei der Berechnung des Preises ist dann allerdings die Säurebindungskapazität der einzelnen Präparate zu berücksichtigen.

Frage:
Nach oraler Applikation aluminium-magnesium-hydroxidhaltiger Antacida hat

man in der Magenschleimhaut – insbesondere in den Lysosomen – relativ hohe Aluminiumkonzentrationen nachweisen können. Ist dieser Effekt eher Ausdruck einer Abstoßungsreaktion des Organismus oder einer Resorption des Aluminiums?

Antwort Dr. Nauert:
Wir wissen zu wenig über die Interaktionen zwischen dem Aluminiumhydroxid und der Magenschleimhaut. Wahrscheinlich ist dieser Effekt aber eher Ausdruck einer Abwehrreaktion des Organismus.

Antwort Prof. Sewing:
Die Aluminiumanreicherung in den Lysosomen der Magenschleimhaut hat sicherlich hauptsächlich physikochemische Gründe. Die Lysosomen haben im Vergleich zum Zytosol der Magenschleimhautzelle einen relativ niedrigen pH-Wert. Somit ist es nicht verwunderlich, daß sich das Aluminiumhydroxid insbesondere in dieser Zellorganelle wiederfinden läßt.

Frage:
Wie wird die Pepsininaktivierung durch Antacida erklärt?

Antwort Dr. Nauert:
Die Inaktivierung des Pepsins erfolgt erst bei höheren intragastralen pH-Werten. Diese pH-Werte werden nach der Verabreichung von Antacida in der Regel nicht erreicht. Eine Pepsininaktivierung durch Antacida ist lediglich durch eine Adsorption von Pepsin an die antaciden Bestandteile – insbesondere an das Aluminiumhydroxid – denkbar.

Frage:
Sind die mukosaprotektiven Eigenschaften der Antacida an das Aluminiumhydroxid gebunden, oder lassen sich entsprechende Effekte auch mit anderen Substanzen, wie z. B. Natriumhydrogenkarbonat, erreichen?

Antwort Dr. Nauert:
Nach den bisher vorliegenden Untersuchungen sind diese Effekte an das Aluminiumhydroxid bzw. an die Aluminium-Ionen gebunden.

Antwort Prof. Tarnawski:
Wir haben vor kurzem zeigen können, daß auch Kalziumkarbonat signifikante protektive Eigenschaften in pharmakologischen Untersuchungen aufweist.

Literaturverzeichnis

1 ALI SL. Vergleichende in-vitro-Untersuchungen von Antacida. Pharm Z 1982; 28: 1482 – 1489.

2 BAUERFEIND P, CILLUFFO T, ARMSTRONG D et al. Fate of antacid gel in the stomach. Site of action and interaction with food. Dig Dis Sci 1990; 35: 553 – 558.

3 BAUERFEIND P, DUROUX PH, BUMM R et al. Fehlerquellen und Standardisierung intragastraler pH-Metrie. Z Gastroenterol 1988; 26 (Suppl 1): 12 – 19.

4 CARLSON GL, MALAGELADA GL. Die chemische Zusammensetzung der Antazida: Ihre Relevanz für die Antazida-Therapie. In: Halter F (Hrsg.). Antazida. Urban & Schwarzenberg: München 1982; 8 – 19.

5 DiJOSEPH JF, BORELLA LE, Mir GN. Activated aluminium complex derived from solubilized antacids exhibits enhanced cytoprotective activity in rat. Gastroenterology 1989; 96: 730 – 735.

6 FORDTRAN JS, COLYNS JAH. Antacid pharmacology in duodenal ulcer. Effect of antacids on postcibal gastric acidity and peptic activity. N Engl J Med 1966; 274: 921.

7 FORDTRAN JS, MORAWSKI SG, RICHARDSON CT. In vivo and in vitro evaluation of liquid antacids. N Engl J Med 1973; 288: 923.

8 GUTHAUSER UJ, HÄCKI WH. Bindung von Gallensalzen und Lysolecithin in physiologischen Medien durch verschiedene Antazida. Schweiz Med Wochenschr 1987; 117: 322 – 327.

9 HOLLANDER D, TARNAWSKI A. Are antacids cytoprotective? Gut 1989; 30: 145 – 147.

10 HOLTERMÜLLER KH, BOHLEN E, CASTRO M et al. Überlegungen zur Therapie mit Antacida. Med Klin 1977; 77: 1229 – 1241.

11 KONTUREK SJ, BRZOZOWSKI T, DROZDOWICZ D et al. Gastroprotection by an aluminiummagnesiumhydroxide-containing antacid in rats. Scand J Gastroenterol 1989; 24: 1113 – 1120.

12 KONTUREK SJ, BRZOZOWSKI T, GARLICKI J et al. Intragastric pH in the gastroprotective and ulcer healing activity of aluminium containing antacids. Digestion 1991; 49: 140 – 150.

13 KONTUREK SJ, KWIECIEN N, OBTULOWICZ W et al. Effects of protective drugs on gastric alkaline secretion in man. Scan J Gastroenterol 1987; 22: 1059 – 1063.

14 NAUERT CH, CASPARY WF. Duodenal ulcer therapy with low-dose antacids: A multicenter trial. J Clin Gastroenterol 1991; 13 (Suppl 1): 149 – 154.

15 PAULA CASTRO L. Antacids and duodenal ulcer: An update. Arq Gastroenterol 1988; 25: 50 – 56.

16 PETERSEN WL, STURDEVANT RAL, FRANKL HD et al. Healing of duodenal ulcer with an antacid regimen. N Engl J Med 1977; 297: 341 – 345.

17 PRECLICK G, STANGE EF, GERBER K et al. Stimulation of mucosal prostaglandin synthesis in human stomach and duodenum by antacid treatment. Gut 1989; 30: 148 – 151.

18 SCHNEKENBURGER J. Struktur und in-vitro-Testung von Antazida. Z Gastroenterol 1988; 26 (Suppl 1): 1 – 11.

19 SEWING KF. Efficacy of low-dose antacids in the treatment of peptic ulcers: Pharmacological explanation? J Clin Gastroenterol 1991; 13 (Suppl 1): 134 – 138.

20 Sippy BW. Gastric and duodenal ulcer. Medical cure by an efficient removal of gastric juice erosion. Jama 1915; 64: 1625.

21 Tarnawski A, Hollander D, Gergely H. Antacids – New perspectives in cytoprotection. Scand J Gastroenterol 1990; 25 (Suppl 174): 9 – 14.

22 USP XXII: 1192 – 1193

23 Weberg R, Berstadt A, Lange O et al. Duodenal ulcer healing with four antacid tablets daily. Scand J Gastroenterol 1985; 20: 1041 – 1045.

Dosage and tolerance of antacids

K.-F. Sewing

Institut für Allgemeine Pharmakologie, Medizinische Hochschule Hannover

Abstract

Antacids contain anions such as hydroxide, bicarbonate or silicate, and cations such as aluminium, magnesium or calcium. As such they could influence the mineral balance of the body, especially if there is a renal malfunction. An aluminium excess in dialysis patients can lead to encephalopathy. At times the pathogenesis of Alzheimer's disease has been linked with the intake of aluminium. But today we know that this disease is most likely to be caused by a genetic defect. Impairment of the calcium-homeostasis can lead under the therapy with calcium-containing antacids to hypercalcaemia and/or to the development of nephrolithiasis. It is therefore advised that antacid administration is reduced to the minimum effective dose. It has been shown that a daily dosage of as little as 120 – 150 mEq of antacids is sufficient to achieve optimal therapeutic effectiveness. This is well below the necessary neutralisation equivalent, and point to additional effects of antacids, other than acid neutralisation.

Dosierung und Verträglichkeit von Antacida

K.-F. Sewing

Institut für Allgemeine Pharmakologie, Medizinische Hochschule Hannover

Zusammenfassung

Zu den Antacida gehören auf der anionischen Seite Hydroxide, Karbonate und Trisilikat, auf der kationischen Seite Aluminium, Magnesium und Kalzium. Sie können den Mineralhaushalt des Körpers erheblich beeinflussen, vor allem, wenn eine Nierenfunktionsstörung vorliegt. Hohe Aluminiumgaben können bei dialysepflichtigen Patienten zu Enzephalopathien führen. Die Pathogenese des Morbus Alzheimer wurde zeitweise mit Aluminium in Verbindung gebracht. Heute geht man davon aus, daß diese Krankheit auf einem defekten Gen beruht. Störungen der Kalziumhomöostase können durch eine Antacidatherapie zu Hyperkalzämie und/oder zu Nierensteinen führen. Antacidagaben sollten daher auf die minimal wirksame Dosis reduziert sein. Es konnte gezeigt werden, daß eine Tagesdosis von 120 – 150 mval für eine optimale therapeutische Wirkung ausreicht. Diese Dosis liegt deutlich unter dem erforderlichen Neutralisierungs-äquivalent, was auf Wirkungsmechanismen der Antacida hinweist, die über die Säureneutralisierung hinausreichen.

Einleitung

Seitdem Natriumbikarbonat als Antacidum aus dem Arzneimittelangebot entfernt wurde, haben wir es bei den noch verbliebenen Antacida mit Wirkstoffen zu tun, die nicht resorbiert werden und daher unter normalen Umständen keine systemischen Effekte ausüben. Auf der anionischen Seite sind es Hydroxide, Karbonate und Trisilikat, auf der kationischen Seite Al^{2+}, Mg^{2+} und Ca^{2+}. Letztere – in größeren Mengen aufgenommen und/oder in unzureichenden Mengen ausgeschieden – sind pharmakologisch nicht unbedeutend. Für alle drei trägt die Niere zur Homöostase bei, das heißt, sie werden im wesentlichen renal eliminiert. Daraus ergibt sich die Konsequenz, daß bei einer Störung der Eliminationsfunktion der Niere auch die Elimination dieser Ionen beeinträchtigt ist.

Eine Hypermagnesiämie manifestiert sich als Muskelschwäche, Hypotonie, EKG-Veränderungen, Sedierung und Verwirrtheit (Abb. 2). Diese Effekte werden bei Konzentrationen über 4 mval/l beobachtet. Bei 12 – 15 mval/l wird die daraus resultierende Atemlähmung zu einem lebensbedrohlichen Ereignis. Die Toxizität von Al^{3+} tritt bei Al^{3+}-Konzentrationen von > 100 µg/l Plasma auf (Abb. 3). Bei dialysepflichtigen Patienten mit einer chronischen Niereninsuffizienz sind Enzephalopathien beobachtet worden, die auf einen hohen Aluminiumgehalt der Dialyseflüssigkeit und/oder die zur Vermeidung einer Hyperphosphatämie langfristig eingenommenen hohen Dosen von z.B. Aluminiumhydroxid zurückgeführt werden können. Dieses „Dialyse-Enzephalopathie-Syndrom" ist durch Sprachstörungen, Ataxie, Apraxie, Psychosen, Krämpfe, Myoklonien und eine fortschreitende Demenz gekennzeichnet (Abb. 1). Übersteigt die länger als sechs Monate andauernde tägliche Aufnahme 1 g Aluminiumhydroxid, kann es durch eine Phosphatverarmung auch zu Osteomalazien kommen. Diese Phosphatverarmung geht mit einer vermehrten renalen Ausscheidung von Ca^{2+} einher. Die seltene akute Aluminiumintoxikation ist mit einer reduzierten visomotorischen Koordination, einem verminderten Langzeitgedächtnis sowie einer Überempfindlichkeit für flackerndes Licht verbunden. Dementsprechend ist auch zu unterscheiden zwischen den Al^{3+}-Effekten, die durch die systemischen Wirkungen entstehen, und solchen, die durch die Reaktion der Al^{3+}-Salze mit anderen Substanzen im Lumen des Gastrointestinaltraktes bewirkt werden. Dabei muß die Frage nach dem Stand der Diskussion über einen Zusammenhang zwischen der langfristigen Aufnahme von Al^{3+} und der Entstehung des Morbus Alzheimer noch einmal aufgegriffen werden. 1989 gab es eine ausführliche Publikation im Lancet [2] zu diesem Thema, bei der die Autoren zu folgender Schlußfolgerung kamen: „Das Risiko einer Alzheimerschen Erkrankung war in den Distrikten, in denen die durchschnittliche Aluminiumkonzentration (des Wassers) 100 µg/l überstieg, 1,5fach höher als in den Distrikten, in denen die Aluminiumkonzentration unter 10 µg/l lag. Es gab keine Hinweise auf eine Beziehung zwischen anderen Ursachen für Demenz oder Epilepsie und der Aluminiumkonzentration im Wasser". Dieser Artikel forderte eine Flut von Leserbriefen heraus, die nicht dazu beitrugen, endgültige Klarheit zu schaffen. Einen wichtigen Beitrag zur Klärung haben Genetik und Molekularbiologie geleistet. Die Arbeitsgruppe um K. BEYREUTHER [1] in Heidelberg kam aufgrund ihrer Untersuchungen zu folgender Darstellungsweise: Das Gehirn von an Morbus Alzheimer Erkrankten ist durch Ablagerungen des „Amyloid-A4-Proteins" gekennzeichnet, eines Spaltproduktes des Pre-A4-Proteins. Diese Ablagerung ist altersabhängig. Die Pre-A4-Proteine sind Produkte des PAD-Gens des menschlichen Chromosoms 21. Patienten, die an einem

- Sprachstörungen
- Ataxia
- Apraxia
- Psychosen
- Krämpfe
- Myoklonien
- fortschreitende Demenz

Abb. 1: Symptome der Dialyse-Enzephalopathie

- Muskelschwäche
- Hypotonie
- EKG-Veränderungen
- Sedierung
- Verwirrtheit

Abb. 2: Folgen einer Hypermagnesiämie (> 4 mvl/l)

- gastrointestinale Störungen
- Phosphatverarmung
- Osteomalazie
- Aluminiumvergiftung
- Dialyse-Enzephalopathie-Syndrom

Abb. 3: Mögliche Nebenwirkungen bei hohen Dosierungen von Aluminiumhydroxid

Down-Syndrom leiden, zeigen die gleichen Amyloid-A4-Proteinablagerungen wie die Alzheimer-Patienten. Das ist darauf zurückzuführen, daß die Down-Patienten über ein zusätzliches Chromosom 21 und damit über ein zusätzliches PAD-Gen verfügen. Somit kann heute als weitgehend gesichert gelten, daß die Alzheimersche Erkrankung eher genetischen Ursprungs ist als durch exogene Noxen bedingt. Das schließt natürlich nicht aus, daß exogene, das ZNS schädigende Noxen die Symptomatik der Alzheimerschen Erkrankung verstärken können.

Der erwachsene menschliche Organismus nimmt pro Tag etwa 800 mg Ca^{2+} auf. Eine alimentäre Hyperkalzämie – dazu würde auch die Einnahme von

Ca^{2+}-haltigen Antacida zählen – ist nur dann zu erwarten, wenn gleichzeitig Störungen der Ca^{2+}-Homöostase vorliegen. Ansonsten wird die Plasma-Kalziumkonzentration mit ca. 5 mmol/l ziemlich konstant gehalten durch die Regulation von Aufnahme und Ausscheidung des Kalziums. Das Hyperkalzämiesyndrom (Abb. 4) ist gekennzeichnet durch Adynamie, Nykturie und Polyurie, gelegentlich Nierensteinkoliken als Folge von Kalziumphosphatsteinen, seltener durch Nephrokalzinose und Knochenerkrankungen. Es wird außerdem über das Auftreten von Duodenalulzera, Pankreatitis sowie Hyperurikämie berichtet. Auf der Seite der Anionen kann man davon ausgehen, daß im Regelfall sowohl die Hydroxide als auch die Karbonate problemlos über den Stoffwechsel eliminiert werden können. Lediglich bei der langandauernden Einnahme von silikathaltigen Antacida besteht das Risiko der Entstehung silikathaltiger Nierensteine. Die beschriebenen Effekte sind bei einer adäquaten Therapie mit Antacida nicht zu erwarten, sondern nur dann zu befürchten, wenn außergewöhnliche Begleitumstände die Pharmakokinetik der Antacida beeinflussen, und zwar im Sinne einer pathologischen Resorption und/oder einer gestörten Elimination. Ungeachtet dessen gilt es als generelles therapeutisches Prinzip – und damit auch für Antacida –, Arzneimittel nach dem Motto zu dosieren: soviel wie nötig, so wenig wie möglich. Dies ist jedoch ein nicht einfach einzuhaltender Grundsatz, wenn man sich fragt, wieviel nötig ist. In einer der ersten kontrollierten Ulkusstudien mit Antacida [3] haben sich die Autoren an der täglich sezernierten Menge von HCl orientiert und eine Tagesdosis von ca. 1 000 mval Neutralisationskapazität eingesetzt. Das hat zwar die Ulkusheilung beschleunigt, mußte jedoch mit nicht unerheblichen unerwünschten Effekten erkauft werden. In der Folgezeit wurden zahlreiche Studien mit dem Ziel durchgeführt, die Grenze der noch wirksamen Dosierung zu ermitteln (Abb. 5). Eine Metaanalyse der dabei gewonnenen Informationen führte zu der Erkenntnis, daß sich oberhalb einer Tagesdosis von 120 bis 150 mval Neutralisationskapazität die maximal erreichbaren Heilungsraten nicht weiter steigern ließen. Somit hat sich eine Tagesdosis von 3 x 50 bis 70 mval Neutralisationskapazität herauskristallisiert. Aus einem solchen Dosierungsbereich läßt sich die Vermutung ableiten, daß zur Säureneutralisation noch andere Faktoren hinzukommen, die an dem therapeutischen Effekt beteiligt sind.

Es wäre naheliegend, diese Dosis, wie bei anderen Arzneimitteln, in unmittelbarem Zusammenhang mit den Mahlzeiten einzunehmen. Das therapeutische Anliegen, die zirkadiane Rhythmik der Säuresekretion sowie die Anfälligkeit des therapeutischen Prinzips für nahrungsbedingte Störfaktoren machen es jedoch erforderlich, Antacida ein bis zwei Stunden nach der Nahrungsaufnahme einzunehmen.

- Adynamie
- Nykturie und Polyurie
- Nierensteinkoliken
- Nephrokalzinose
- Knochenerkrankungen

Abb. 4: Symptome der Hyperkalzämie

Autor	Jahr	Heilungs-raten Antacidum	Vergleich	Neutralisations-kapazität (mval/Tag)
Peterson et al.	1977	78%	Plazebo 45%	1008
Ippoliti et al.	1983	64%	Cimetidin 62%	1008
Kunert et al.	1980	100%	Plazebo 73%	560
Müller et al.	1984	90%	Offen	350
Lux et al.	1983	79%	Cimetidin 71%	280
Rohner et al.	1984	69%	Cimetidin 56%	200
Lam et al.	1979	77%	Plazebo 33%	175
Berstad et al.	1986	74%	Plazebo 29%	120

Abb. 5: Heilungsraten des Ulcus duodeni unter unterschiedlich hochdosierter Antacidatherapie

Das therapeutische Anliegen läßt sich als Reduktion der Azidität des Mageninhaltes definieren. Während der Nahrungsaufnahme wird zwar Säure sezerniert, diese wird jedoch durch Nahrungsbestandteile abgepuffert. Die Sekretion hält noch an, wenn der Speisebrei den Magen verlassen hat. Das ist der Zeitpunkt der höchsten Azidität, die einer Neutralisation durch Antacida bedarf. Nicht zuletzt durch die Untersuchungen von Herrn Prof. Halter ist bekannt, daß proteinhaltiger Mageninhalt die Neutralisationskapazität von Antacida zu beeinträchtigen vermag – ein weiterer Grund, Antacida zu einem Zeitpunkt zu verabreichen, an dem der Speisebrei den Magen verlassen hat.

Diskussion

Frage:
Die Toxizitätsgrenze für Aluminium im Blut wird zur Zeit mit 100 µg pro Liter angegeben. Wie hoch ist der physiologische Aluminiumblutspiegel?

Antwort Prof. Sewing:
Der physiologische Aluminiumblutspiegel liegt zwischen 10 und 20 μg Aluminium pro Liter.

Frage:
Es gibt aber auch Literaturangaben, die zeigen, daß toxische Effekte bei Aluminiumblutspiegeln von 40 – 50 μg pro Liter auftreten. Wie ist das zu erklären?

Antwort Prof. Sewing:
Es ist durchaus denkbar, daß in Einzelfällen auch schon bei niedrigeren Aluminiumkonzentrationen im Blut toxische Effekte auftreten können. Diese Variabilität ist Bestandteil einer jeden Arzneitherapie.

Frage:
Gibt es Unterschiede zwischen den Aluminiumhydroxiden, die in den verschiedenen Antacida eingesetzt werden?

Antwort:
Die Herstellung von Aluminiumhydroxiden zur Verwendung in Antacida ist ein relativ aufwendiger technischer Prozeß. Sicherlich gibt es in der Qualität der Säurebindung verschiedener Aluminiumhydroxide Unterschiede. Inwieweit diese Unterschiede jedoch die antaciden Eigenschaften verschiedener Produkte beeinflussen, ist mir nicht bekannt.

Frage:
Werden aus sogenannten Schichtgitterantacida bei der Reaktion mit Salzsäure weniger Aluminium-Ionen freigesetzt als bei Aluminiumhydroxiden?

Antwort Dr. Nauert:
Wenn man nur die Freisetzung des Aluminiums aus der antaciden Verbindung betrachtet, so ist die Freisetzung ausschließlich vom pH-Wert und nicht vom Verbindungstyp abhängig. Je niedriger der pH-Wert ist, desto höher ist die Aluminiumfreisetzung aus Aluminiumhydroxiden oder sogenannten Schichtgitterantacida.

Antwort Prof. Sewing:
Die Frage der Resorbierbarkeit von Aluminium ist von der Verfügbarkeit von Aluminium-Ionen im Gastrointestinaltrakt – insbesondere im Magen und oberen Duodenum – abhängig.

Frage:

Heißt das, daß ein Ulkuspatient mit relativ viel Magensäure auch relativ viel Aluminium resorbieren würde?

Antwort Dr. Nauert:

Da alle Antacida zu einer Pufferung der Magensäure führen und damit einen Anstieg des intragastralen pH-Wertes bewirken, handelt es sich bei der potentiellen Aluminiumresorption um einen selbstbegrenzenden Effekt.

Frage:

Die längerfristige Applikation von Antacida hängt von einer intakten Nierenfunktion ab. Wie würden Sie diese Nierenfunktion definieren? Gibt es eine Nierenfunktionsgrenze, die nicht unterschritten werden sollte?

Antwort Prof. Sewing:

Der Meßparameter, den man für die Nierenfunktion zugrunde legen sollte, ist die Kreatinin-Clearance. Es ist bekannt, daß die Kreatinin-Clearance physiologischerweise im Alter um 30 bis zu 50 % zurückgeht. Eine Reduktion der Kreatin-Inclearance von mehr als 40 – 50 % ist aus meiner Sicht die Grenze für eine längerdauernde Antacidatherapie.

Literaturverzeichnis

1   BEYREUTHER K. Molekularbiologie und Genetik der Alzheimerschen Krankheit. Forschung und Praxis. Ärztezeitung 1988; 7(17): 6 – 8 und 7(18): 7 – 8.
2   MARTIN CN, OSMOND C, EDWARDSON JA, BARKER DJP, HARRIS EC, LACEY RF. Geographical relation between Alzheimer's disease and aluminium in drinking water. Lancet 1989; I: 60 – 62.
3   PETERSON WL, STURDEVANT RAL, FRANKE HD, RICHARDSON CT, ISENBERG JI, ELASHOFF JD et al. Healing of duodenal ulcer with an antacid regimen. N Engl J Med 1977; 297: 341 – 345.

Interactions between antacids
and other drug treatments

R. Gugler

I. Medizinische Klinik, Städtisches Klinikum Karlsruhe

Abstract

In general, application of antacids does not lead to notable side-effects since the site of action is not systemic. However, the ability of most preparations to bind metal ions, to form insoluble salts with other ionic compounds, or to alter the gastric pH can lead to marked changes in the absorption of other drugs and hence to their systemic bioavailability. For antibiotics, such as tetra-cycline, there is up to a 90 % reduction in bioavailability. Some inhibitory effects have also been noted for beta-blockers, captopril, digitalis, H_2-receptor antagonists, iron, nonsteroid antirheumatics and theophylline. For many compounds the dosage of the antacid and the timing of application is important. Drugs taken together with antacids on an empty stomach are more likely to be affected than medication which is applied with an interval of one or two hours between the different preparations.

Wechselwirkungen zwischen Antacida und anderen Arzneimitteln

R. Gugler

I. Medizinische Klinik, Städtisches Klinikum Karlsruhe

Zusammenfassung

Die Anwendung von Antacida führt im allgemeinen nicht zu erwähnenswerten Nebenwirkungen, da sie nicht systemisch wirken. Die Fähigkeit der meisten Antacidapräparate zur Komplexbildung mit Metall-Ionen, zur Bildung unlöslicher Salzverbindungen mit anderen ionischen Substanzen sowie zur Veränderung des pH-Wertes im Magen hat jedoch erheblichen Einfluß auf die Resorption anderer Medikamente und damit auf ihre Bioverfügbarkeit. Bei Antibiotika, wie z. B. Tetracyclinen, wird sie bis zu 90 % reduziert. Hemmwirkungen sind auch für Beta-Blocker, Captopril, Digitalis, H_2-Rezeptorantagonisten, Eisen, nichtsteroidale Antirheumatika und Theophyllin gefunden worden. Für viele Substanzen sind die Dosierung und die Dosierungszeit entscheidend. Wenn Medikamente und Antacida in nüchternem Zustand gemeinsam eingenommen werden, ist ein größeres Interaktionsrisiko zu erwarten, als wenn die einzelnen Präparate zeitlich versetzt angewendet werden.

Einleitung

Antacida haben nach allgemeiner Überzeugung nur in geringem Maße unerwünschte Wirkungen, da ihr hauptsächlicher Wirkort nicht systemisch ist. Neben den gesicherten Wirkungen bei der peptischen Ulkuskrankheit werden Antacida aber auch in großem Umfang bei unklaren dyspeptischen Beschwerden eingenommen, und zwar ohne Kenntnis des behandelnden Arztes, der den Patienten wegen anderer Erkrankungen betreut und ihm hierzu oft hochwirksame Medikamente verordnet, die einen kritischen therapeutischen Bereich haben und deshalb exakt dosiert werden müssen.
Die Möglichkeit von Interaktionen mit Antacida, besonders auf dem Gebiet der Resorption, ist lange bekannt. Interaktionsstudien mit diesen Medikamenten

gehören zu den Standardanforderungen bei der Registrierung neuer Medikamente. Hieraus sind lange Listen von Interaktionen mit Antacida entstanden, die mehrfach in Übersichtsartikeln besprochen wurden [4, 9, 12]. Häufig sind die Studien über Interaktionen jedoch nicht in der klinischen Situation am Patienten, sondern mit jungen Probanden unter artifiziellen Bedingungen durchgeführt worden. Es ist deshalb von Bedeutung, bei einer Diskussion der Interaktionen mit Antacida die klinisch relevanten von den unbedeutenden zu unterscheiden.

Die Mechanismen von Interaktionen mit Antacida sind komplex (Tab. 1). In vielen Fällen ist der genaue Mechanismus nicht bekannt, oder es wird ein Zusammentreffen mehrerer Mechanismen angenommen. Ein Anstieg des pH-Wertes im Magen kann die Dissolution einer Tablette beschleunigen oder hemmen, die Resorption einer Substanz durch eine Veränderung des Ionisierungsgrades verstärken (basische Stoffe) oder abschwächen (saure Stoffe). Ein Anstieg des pH-Wertes im Urin, Veränderungen der gastralen oder intestinalen Motilität beeinflussen gewöhnlich die Resorptionsrate (maximale Plasmakonzentration, Zeitpunkt der maximalen Plasmakonzentration), aber nicht das Ausmaß der Resorption. Die Adsorption von Medikamenten an Antacida ist aus in-vitro-Untersuchungen nicht vorherzusagen, da diese von speziellen Umgebungsfaktoren (pH-Wert, Osmolarität, Zusammensetzung der Verdauungsflüssigkeiten) abhängt. Der wichtigste Mechanismus der Interaktionen mit Antacida aber ist die Komplexbildung mit Metallionen bzw. die Bildung unlöslicher Salze.

Tab. 1: Mechanismen von Interaktionen mit Antacida

– pH-Wert des Magensaftes (Löslichkeit, Ionisation, Resorption)
– pH-Wert des Urins (tubuläre Rückresorption)
– Gastrale/intestinale Motilität
– Chelatbildung (Metallionen)

Tab. 2: Mg-Al-Hydroxid (120 mval) und Norfloxacin (400 mg) [18].

| Zeitpunkt der | Norfloxacin | |
Antacidabgabe	C_{max} (mg/l)	Bioverfügbarkeit (%)
Kein Antacidum	$1,60 \pm 0,50$	100,0
5 Minuten vorher	$0,08 \pm 0,03$	$9,0 \pm 4,3$
2 Stunden danach	$1,25 \pm 0,68$	$76,0 \pm 43,0$

Antibiotika

Die Resorption von **Tetracyclinen** ist in Gegenwart zahlreicher Anionen, wie Kalzium, Eisen, Magnesium, Zink und Aluminium, gehemmt. Die zugrunde-liegende Chelatbildung geschieht durch Bildung einer Ringstruktur zwischen Metall-Ionen und speziellen Gruppen organischer Moleküle, in deren Folge unlösliche Verbindungen entstehen. Die Resorption von Tetracyclinen wird speziell durch solche Antacida gehemmt, die Kalzium, Aluminium oder Magnesium enthalten. GARTY und HURWITZ untersuchten diese Interaktionen zwischen einem Antacidum, das Magnesiumhydroxid plus Aluminiumhydroxid enthält, und Tetracyclin. Sie fanden bei gleichzeitiger Gabe eine Reduktion der Bioverfügbarkeit von Tetracyclin um 90 %, was durch die Fläche unter der Plasmaspiegelkurve (AUC) und durch die renale Ausscheidung ermittelt wurde [7]. In der gleichen Studie hatten weder die Gabe von Cimetidin noch die Ver-abreichung von Natriumbikarbonat einen Einfluß auf die Bioverfügbarkeit von Tetracyclin, so daß eine Erhöhung des Magen-pH-Wertes als Erklärung für diese Interaktion ausscheidet. Es gibt Hinweise auf Unterschiede des Ausmaßes der Interaktionen mit Tetracyclin, Doxycyclin und Oxytetracyclin, ohne daß eine klare Rangfolge möglich wäre.
Signifikante Interaktionen mit Antacida sind für Antibiotika aus der Gruppe der **Chinolone** beobachtet worden. Bei Verabreichung von 500 mg Ciprofloxacin im Nüchternzustand mit einem Magnesium-Aluminium-Hydroxidgemisch fand sich eine Abnahme der maximalen Plasmakonzentration des Ciprofloxacins von 1,7 auf 0,1 mg/l bei gleichzeitiger Reduktion der Ausscheidung des unver-änderten Ciprofloxacins im Urin von 24 auf 2,1 % der verabreichten Dosis [10]. Neue Untersuchungen haben gezeigt, daß der Zeitpunkt der Antacidagabe in Relation zum Gyrasehemmer der wesentliche Faktor für diese Interaktion ist. Wurde das Antacidum unmittelbar vor Gabe von 400 mg Norfloxacin verab-reicht [18], so reduzierte sich die Bioverfügbarkeit auf 9 % und die maximale

Tab. 3: Antacida und Beta–Rezeptorenblocker

Autoren	Beta–Bocker	Dosis Antacidum	Änderung der Bioverfügbarkeit
Dobbs et al. [5]	Propranolol	30 ml	– 58 %
Hong et al. [11]	Propranolol	30 ml	0
Regardh et al. [20]	Metoprolol	52 mval	+ 25 %
Regardh et al. [20]	Atenolol	52 mval	– 33 %

Plasmakonzentration sogar auf 5 %, während durch Gabe des Antacidums zwei Stunden nach dem Chinolon beide Größen jeweils nur um etwa 25 % abnahmen (Tab. 2). In Untersuchungen mit Ofloxacin zeigte sich eine Abnahme der Bioverfügbarkeit um 20 %, wenn das Antacidum zwei Stunden vor dem Gyrasehemmer gegeben wurde, jedoch keine Veränderung, wenn das Antacidum zwei Stunden danach oder 24 Stunden vorher verabreicht wurde [6].

Tab. 4: Antacida und Captopril [15]

Behandlung	Captopril C_{max} (ng/ml)	$AUC \left(\frac{ng \cdot h}{ml}\right)$
Captopril	701 ± 89	782 ± 86
Captopril + Antacidum (50 ml)	351 ± 56	456 ± 60
Captopril + Mahlzeit	140 ± 14	344 ± 47

Beta-Blocker

Uneinheitlich sind die Ergebnisse von Interaktionsuntersuchungen zwischen Antacida und Beta-Blockern (Tab. 3). In einer frühen Studie wurde eine Abnahme der Bioverfügbarkeit von Propranolol um über 50 % bei Gabe mit einem aluminiumhydroxidhaltigen Antacidum festgestellt [5]. Diese Untersuchung wurde später unter nahezu identischen Bedingungen, aber mit einer verbesserten Versuchsplanung wiederholt, ohne daß die Bioverfügbarkeit von Propranolol durch das Antacidum verändert wurde [11].

REGARDH et al. untersuchten die Wirkung eines Aluminium-Magnesium-hydroxidhaltigen Antacidums auf die Bioverfügbarkeit von Metoprolol und Atenolol [20]. Die Gabe von 30 ml des Antacidums steigerte die Bioverfügbarkeit von Metoprolol um 25 %. Dagegen reduzierte das Antacidum die Bioverfügbarkeit von Atenolol um 33 % [20]. Eine Erklärung für diese Ergebnisse beinhaltet die Hypothese, daß die First-pass-Elimination von Metoprolol durch die Leber durch Antacida reduziert wird, womit eine gesteigerte systemische Verfügbarkeit entsteht, denn die Resorption von Metoprolol selbst ist vollständig. Bei Atenolol wird eine verminderte Auflösungsrate der Tablette in Gegenwart des Antacidums als Erklärung für die verminderte Resorption angenommen.

Captopril

Die gleichzeitige Gabe einer Einzeldosis von 50 mg Captopril zusammen mit einem Aluminium-Magnesium-hydroxidhaltigen Antacidum führte zur Abnahme der maximalen Plasmakonzentration von 701 auf 351 ng/l bei einer gleichzeitigen Reduktion der Bioverfügbarkeit um 42 % [15]. Noch deutlicher allerdings war die Abnahme der Bioverfügbarkeit bei gleichzeitiger Einnahme von Captopril mit einer Mahlzeit (Tab. 4). Die gleichzeitig gemessenen Blutdruckwerte ergaben eine signifikante Abnahme des hypotensiven Effektes bei Einnahme mit der Mahlzeit, während die Reduktion der Blutdrucksenkung bei Gabe mit dem Antacidum nicht signifikant war. Hier müssen allerdings die speziellen Studienbedingungen berücksichtigt werden, da diese Untersuchungen an gesunden, normotensiven Personen durchgeführt wurden [15].

Digitalisglykoside

Untersuchungen zu Wechselwirkungen zwischen Digitalisglykosiden und Antacida, durchgeführt in der Zeit vor 1975, zeigten wechselnde, in einigen

Fällen aber signifikante Interaktionen. In späteren Untersuchungen ließ sich eine Abnahme der Resorption von Digitalisglykosiden in Gegenwart von Antacida nicht mehr nachweisen [1, 3]. Es kann aus diesen Ergebnissen geschlossen werden, daß in der klinischen Situation eine signifikante Interaktion zwischen Antacida und Herzglykosiden nicht stattfindet. Die Unterschiede zu früheren Studien sind damit zu erklären, daß später eine bessere galenische Zubereitung der Digitalisglykoside die Resorption dieser Substanzen weniger störanfällig machte.

H$_2$-Rezeptorantagonisten

Mehrere Untersuchungen zur Interaktion zwischen Cimetidin und Antacida haben gezeigt, daß die Resorption des H$_2$-Rezeptorantagonisten durch Antacida gehemmt werden kann. Es fand sich eine Reduktion der Bioverfügbarkeit, gemessen durch die Fläche unter der Plasmaspiegelkurve, um 20 – 30 % [2, 8, 23].
Während die früheren Studien Einzeldosisstudien waren, führten Russel et al. eine Computersimulation durch, die für die chronische Dosierung beider Medikamente zeigte, daß eine signifikante Interaktion nicht zu erwarten sei [21]. Tatsächlich bestätigte eine Untersuchung mit viermaliger täglicher Gabe von 300 mg Cimetidin zusammen mit 30 ml einer Antacidasuspension aus Aluminium- und Magnesiumhydroxid über vier Tage, daß eine signifikante Abnahme der Resorption von Cimetidin nicht stattfand [22].
Eine Interaktionsstudie mit Ranitidin führte bei gleichzeitiger Gabe eines Antacidums mit einer Neutralisationskapazität von 150 mmol zu einer Abnahme der Bioverfügbarkeit um 33 % [16]. Diese Dosis ist allerdings höher als die in der klinischen Routine verwendeten Dosen.
Auch für Famitidin wurde gezeigt, daß sich die maximale Plasmakonzentration durch Gabe eines Antacidums mit einer Neutralisationskapazität von 50 mmol von 81 auf 61 ng/ml reduzierte, mit einer gleichzeitigen Abnahme der Bioverfügbarkeit um 20 % [14].
Aus der Vielzahl der inzwischen vorliegenden Interaktionsstudien zwischen Antacida und H$_2$-Rezeptorantagonisten kann geschlossen werden, daß eine signifikante Interaktion nur dann auftritt, wenn sehr hohe Dosen des Antacidums verabreicht werden. Begünstigend wirkt auch die gleichzeitige Einnahme beider Medikamente und der Nüchternzustand des Probanden, während bei einer versetzten Einnahme oder bei Einnahme in Zusammenhang mit einer Mahlzeit eine relevante Interaktion nicht zu erwarten ist.

Eisen

Es wird generell empfohlen, Eisen nicht zusammen mit Antacida zu verabreichen, da eine Komplexbildung zwischen beiden Substanzen erfolgt. Diese Annahme wurde durch in-vivo-Untersuchungen bestätigt, bei denen Eisensulfat zusammen mit unterschiedlichen Antacidapräparaten gegeben wurde. Während eine relativ geringe Abnahme der Resorption von Eisen durch Aluminium-Magnesium-Hydroxid festgestellt wurde, führte Natriumbikarbonat zu einer Abnahme der Eisenkonzentration im Blut um nahezu 50 %. Kalziumkarbonat reduzierte die Resorption um zwei Drittel [19].

Nichtsteroidale Antirheumatika

Die Resorption von Acetylsalicylsäure ist in Gegenwart eines Antacidums beschleunigt. Andererseits führt die Antacidagabe durch eine Anhebung des pH-Wertes im Urin zu einer verminderten tubulären Rückresorption von Salicylat und damit zu einer rascheren renalen Ausscheidung [13]. Diese Interaktion unterscheidet sich insofern grundsätzlich von den früher beschriebenen, als die Resorption von Acetylsalicylsäure nicht entscheidend beeinflußt wird, während die Elimination durch die pH-Wertverschiebung im Urin zunimmt.
Eine Vielzahl anderer nichtsteroidaler Antirheumatika ist zur Frage einer

Tab. 5: Relevante Interaktionen mit Antacida

Tetracycline	+	(Komplexbildung)
Eisen	+	(Komplexbildung)
Quinolone (Gyrasehemmer)	+	(Komplexbildung)
Captopril	+	(Magen–pH–Wert)
H_2–Rezeptorantagonisten	–	
nichtsteroidale Antirheumatika	–	
Beta–Rezeptorenblocker	–	
Digitalisglykoside	–	
Theophyllin	–	
orale Antidiabetika	–	
Prednison / Prednisolon	–	

Tab. 6: Einflüsse auf Interaktionen mit Antacida

Zusammensetzung des Antacidums

Dosis des Antacidums

Dosierungsschema

Galenik des Medikamentes

    * Tablette

    * Kapsel

    * Dünndarmlöslichkeit

    * Retardform

Interaktion mit Antacida untersucht worden, weil Antacida zum Schutz gegen die gastrointestinalen Nebenwirkungen dieser Medikamente in großem Umfang eingenommen werden. Die Untersuchungen ergaben, daß Naproxen, Tenoxicam, Ketoprofen, Ibuprofen, Piroxicam oder Isofezolac keine Interaktionen mit Antacida zeigten [9]. Aus den vorhandenen Daten kann die generelle Schlußfolgerung gezogen werden, daß eine Interaktion zwischen Antacida und nichtsteroidalen Antirheumatika nicht zu erwarten ist.

Theophyllin

Die Resorption von Theophyllin wird durch gleichzeitige Gabe von Antacida nicht beeinflußt. Allerdings kann die Dissolution von Theophyllinpräparationen im Gastrointestinaltrakt durch gleichzeitige Gabe des Antacidums verändert sein. Dieser Effekt ist nur bei Retardpräparationen von Theophyllin beobachtet worden, deren Dissolution in der Regel durch Antacida beschleunigt wird, so daß die Resorption rascher, mit frühzeitiger Ausbildung einer maximalen Plasmakonzentration vonstatten geht [17].

Schlußfolgerungen

Aus der großen Zahl der Untersuchungen zu Interaktionen mit Antacida haben nur wenige eine klinische Relevanz. Interaktionen sind nur dann von Bedeutung, wenn die Resorption um deutlich mehr als 20 % abnimmt. Zur Beurteilung der Relevanz ist aber auch das betroffene Medikament zu berücksichtigen, welches nur bei schmaler therapeutischer Breite und bei deutlichen Zeichen der Überdosierung oder Unterdosierung die veränderte Wirkung erkennen läßt. Tab. 5 zeigt eine Zusammenstellung relevanter und nichtrelevanter Interaktionen mit Antacida. Aus der Tabelle wird ersichtlich, daß nahezu ausschließlich die Komplexbildung als Mechanismus für signifikante Interaktionen in Frage kommt. Verschiedene Faktoren (Tab. 6) beeinflussen Risiko und Ausmaß der Interaktionen mit Antacida. Von diesen sind Dosis und Dosierungszeiten die wesentlichen Variablen.

Diskussion

Frage:
Gibt es Untersuchungen, die zeigen, daß Medikamente nach Antacidaeinnahme stärker wirken als ohne Antacidaeinnahme?

Antwort Prof. Gugler:
Ich habe am Beispiel eines Beta-Blockers gezeigt, daß dessen Resorption nach der Antacidaeinahme verbessert war. Seine Wirkung war jedoch unverändert. Andere Beispiele für eine verstärkte Wirkung von Arzneimitteln nach der Applikation von Antacida sind mir nicht bekannt.

Frage:
Auch nicht für Antikoagulantien?

Antwort Prof. Gugler:
Nein, auch nicht für Antikoagulantien.

Frage:
Haben nichtsteroidale Antirheumatika einen Einfluß auf die Resorption der kationischen Bestandteile der Antacida wie z. B. Aluminium oder Magnesium?

Antwort:
Ein Einfluß der nichtsteroidalen Antirheumatika auf die Aluminium- oder Magnesiumresorption nach oraler Antacidaapplikation ist mir nicht bekannt.

Frage:
Wird bei der Kombination von Antacida mit Acetylsalicylsäure die Resorption der Acetylsalicylsäure im Magen gehemmt?

Antwort Prof. Caspary:

Ich denke, es kommt nicht zu einer Hemmung der Resorption der Acetylsalicylsäure, sondern zu einer Verzögerung der Resorption, d. h. die maximalen Blutspiegel werden später erreicht. Das Ausmaß der Resorption, also die Fläche unter der Kurve, bleibt jedoch gleich.

Frage:

Gibt es Interaktionen zwischen Digoxin oder Digitoxin und Antacida?

Antwort Prof. Gugler:

Es gibt ältere Studien, die dieses vermuten ließen. Nachdem jedoch die Galenik und damit die Löslichkeit der Digitalispräparate verbessert wurden, sind derartige Interaktionen nicht mehr nachweisbar gewesen.

Literaturverzeichnis

1 ALLEN MD, GREENBLATT DJ, HARMATZ JS, SMITH TW. Effect of magnesium-hydroxide and kaolin-pectin on absorption of digoxin from tablets and capsules. J Clin Pharmacol 1981; 21: 26 – 30.

2 BODEMAR G, NORLANDER B, WALEN A. Diminished absorption of cimetidine caused by antacids. Letter. Lancet 1979; I: 444 – 445.

3 COKE J, SMITH JA. Absence of interaction of digoxin with antacids under clinical conditions. Letter. Br Med J 1978; 2: 1166 – 1167.

4 D'ARCY PF, McELNAY JC. Drug-antacid interactions: Assessment of clinical importance. Drug Intell Clin Pharm 1987; 21: 607 – 617.

5 DOBBS JH, SHOUTAKIS VA, ACCIARDO SR, DOBBS BR. Effects of aluminium hydroxide on the absorption of propranolol. Curr Ther Res 1977; 21: 887 – 892.

6 FLOR S, GUAY DRP, OPSAHL JA et al. Effects of magnesium-aluminium hydroxide and calcium carbonate antacids on bioavailability of ofloxacin. Antimicrob Agents Chemother 1990; 34: 2436 – 2438.

7 GARTY M, HURWITZ A. Effect of cimetidine and antacids on gastrointestinal absorption of tetracycline. Clin Pharmacol Ther 1980; 28: 203 – 207.

8 GUGLER R, BRAND M, SOMOGYI G. Impaired cimetidine absorption due to antacids and metoclopramide. Eur J Clin Pharmacol 1981; 20: 225 – 228.

9 GUGLER R, ALLGAYER H. Effects of antacids on the clinical pharmacokinetics of drugs. Clin Pharmacokinet 1990; 3: 210 – 219.

10 HÖFFKEN G, LODE H, WILEY R, GLATZEL TD, SLEVERS D et al. Pharmacokinetics and bioavailability of ciprofloxacin and ofloxacin: effect of food and antacid intake. Rev Infect Dis 1988; 20: 138 – 139.

11 HONG CY, HU SC, LIN SJ, CHIANG BN. Lack of influence of aluminium hydroxide on the bioavailability and beta-adrenoceptor blocking activity of propranolol. Inter J Clin Pharmacol Ther Toxicol 1985; 23: 244 – 246.

12 HURWITZ A. Antacid therapy and drug kinetics. Clin Pharmacokinet 1977; 2: 269 – 280.

13 LEVY G, LAMPMAN T, KAMATH BL. Decreased serum salicylate concentrations in patients with rheumatic fever treated with antacid. N Engl J Med 1975; 293: 323 – 325.

14 LIN JH, CHREMOS AN, KANOVSKY SM, SCHWARTZ S, YEH KC et al. Effects of antacids and food on absorption of famotidine. Br J Pharmacol 1987; 24: 551 – 553.

15 MÄNTYLÄ R, MÄNNISTÖ PT, VUORELA A, SUNDBERG S, OTTOILA P. Impairment of captopril bioavailability by concomitant food and antacid intake. Inter J Clin Pharmacol Ther Toxicol 1984; 33: 626 – 629.

16 MIHALY GW, MARINO AT, WEBSTER LK, JONES DB, LOUIS WJ et al. High dose of antacid (Mylanta II) reduces bioavailability of ranitidine. Br Med J 1982; 285: 998 – 999.

17 MYHRE KI, WALSTAD RA. The influence of antacid on the absorption of two different sustained-release formulations of theophylline. Br J Clin Pharmacol 1983; 15: 683 – 687.

18 NIX DE, WILTON JH, RONALD B et al. Inhibition of norfloxacin absorption by antacids. Antimicrob Agents Chemother 1990; 34: 432 – 435.

19 O'NEIL-CUTTING SM, CROSBY WH. The effect of antacids on the absorption of simultaneously ingested iron. J Am Med Ass 1986; 255: 1468 – 1470.

20 REGARDH CG, LUNDBORG P, PERSSON BA. The effect of antacid, metoclopramide, and propantheline on the biovailability of metoprolol and atenolol. Biopharm Drug Dispos 1981; 2: 79 – 87.

21 RUSSELL WL, LOPEZ LM, NORMANN SA, DOERING PL, GUILD RT. Effect of antacids on predicted steady-state cimetidine concentrations. Dig Dis Sci 1984; 29: 385 – 389.

22 SHELLY DW, DOERING PL, RUSSELL WL, GUILD RT, LOPEZ LM et al. Effect of concomitant antacid administration on plasma cimetidine concentrations during repetitive dosing. Drug Intell Clin Pharm 1986; 20: 792 – 795.

23 STEINBERG WM, LEWIS JH, KATZ DM. Antacids inhibit absorption of cimetidine. N Engl J Med 1982; 307: 400 – 404.

The adsorption of bile acids by antacids

S. Güldütuna

Zentrum der Inneren Medizin der Johann Wolfgang Goethe-Universität,
Abt. Gastroenterologie, Frankfurt

Abstract

Numerous studies have shown that the effectiveness of antacids is not only due to acid neutralisation but also to other properties, of which adsorption of bile acids is an important component. The toxicity of bile acids is a function of their polarity, the less polar, the more toxic the acid, and this effect is more significant at low pH. They appear to damage mucosal membranes by dissolving out phospholipids and cholesterol, thereby rendering the membranes „leaky", ultimately killing the cells and leading to mucosal erosion. In vivo and in vitro studies clearly demonstrate the property of antacids, particularly those containing aluminium, to adsorb bile acids, especially the less polar, more toxic compounds.

Gallensäurenadsorption durch Antacida

S. Güldütuna

Zentrum der Inneren Medizin der Johann Wolfgang Goethe-Universität,
Abt. Gastroenterologie, Frankfurt

Zusammenfassung

Gallensäuren werden bei der Typ C-Gastritis auch als pathogenetischer Faktor diskutiert. Hierbei ist zwischen toxischen und weniger toxischen Gallensäuren zu unterscheiden. Die Toxizität der Gallensäuren steigt mit zunehmendem pK-Wert des jeweiligen Moleküls. Antacida adsorbieren Gallensäuren in vivo und in vitro. Die Gallensäurenadsorptionsrate von Antacida in in-vitro-Untersuchungen ist bei niedrigem pH-Wert [1] deutlich besser als im höheren pH-Bereich [27]. Besonders die toxischen α-Dihydroxy-Gallensäuren werden im unteren pH-Bereich vollständig adsorbiert. Verantwortlich für die hohe, pH-abhängige Gallensäurenadsorption scheint die Aluminiumkomponente des jeweiligen Antacidums zu sein. In-vivo-Untersuchungen zeigen, daß bei Probanden unter Antacidaeinnahme der intragastrische Gallensäurengehalt deutlich niedriger ist als unter Plazeboeinnahme.

Einleitung

Antacida sind sehr häufig verschriebene Medikamente. Die Schmerzlinderung und der Therapieerfolg bei peptischen Läsionen im oberen Gastrointestinaltrakt sind in zahlreichen Studien belegt. Bei ihrer Wirksamkeit sind neben der Säureneutralisierungskapazität auch weitere Faktoren zu berücksichtigen, da bei der Pathogenese von Magenulzera 90 % der Patienten keine Hyperchlorhydrie aufweisen, sondern eine normale oder verminderte Salzsäuresekretion zu finden ist [1, 5, 11, 23]. Neben verschiedenen aggressiven Faktoren wird auch der duodenogastrale Reflux, der bei diesen Patienten erhöht ist, als pathogenetischer Faktor diskutiert [4, 9, 26 – 28]. Hauptbestandteile der Gallenlipide sind die Gallensäuren. Bei Patienten mit Magenulkus fanden sich bis zu 10mal höhere Konzentrationen von Gallensäuren im Magensaft als bei Gesunden [27, 28]. Gallensäuren können die Mukosa in vielfältiger Weise schädigen. Sie senken

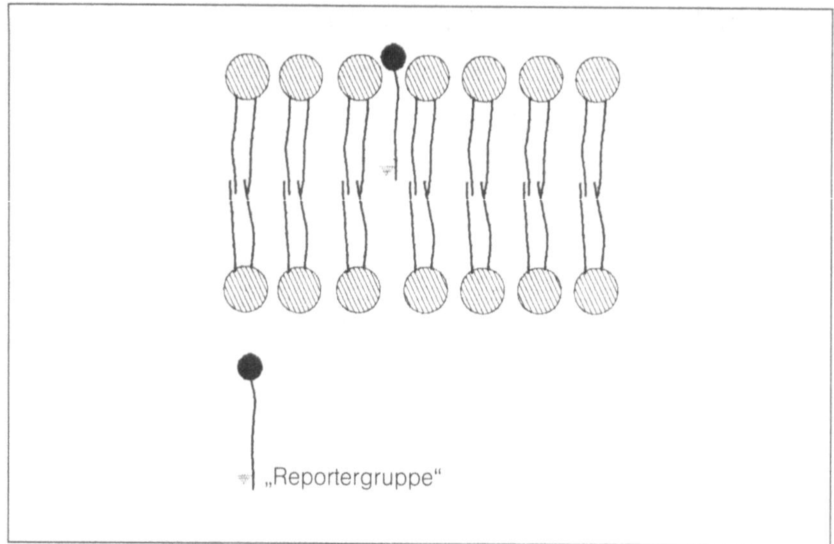

Abb. 1:   EPR-Technik: Schema zur Lokalisation des Spin-Labels mit der sogenannten Reportergruppe in der Membran

die transmurale Potentialdifferenz des Magens, erhöhen die Permeabilität der Magenmukosa, vermehren die Wasserstoffionen-Rückdiffusion, senken die Durchblutung der Magenmukosa und schädigen somit die Schleimhautbarriere des Magens. Unter Streßbedingungen bewirken Gallensäuren tierexperimentell akute Magenschleimhauterosionen [2, 3, 6, 7, 10, 17, 25, 29].

Mechanismen der Gallensäurenschädigung

Untersuchungen mit der Elektron-Paramagnetischen-Resonanzspektroskopie (EPR) an Magenschleimhautmembranen und an weiteren Plasmamembranen ermöglichen es, Schädigungsmechanismen, aber auch Toxizitätskriterien für die einzelnen Gallensäuren zu erarbeiten. Nach Markierung der Membranen mit einer sogenannten Reportergruppe können mit der EPR-Technik Veränderungen auf molekularer Ebene hinsichtlich Struktur und Integrität der Membran erfaßt werden (Abb. 1).
Unter Gallensäureneinfluß werden die Membranen durch das Herauslösen von Phospholipiden und Cholesterin „leaky", d.h. sie werden wasserdurchlässiger.

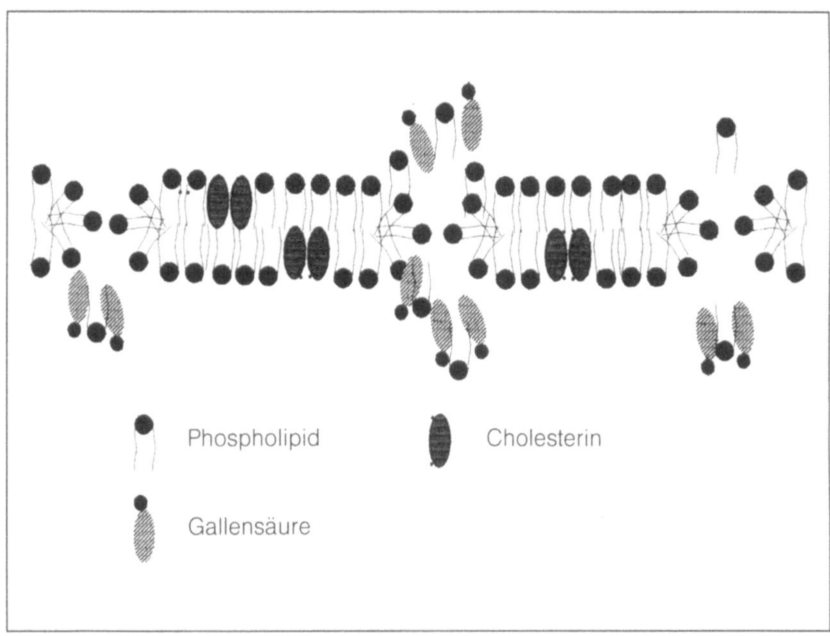

Abb. 2: Schema zur Membranschädigung durch Gallensäuren. Membranlipide werden herausgelöst, dadurch werden die Membranen „leaky" (wasserdurchlässiger)

Die Zunahme der Membranpolarität bewirkt durch die Schädigung der membranständigen Enzyme auch eine Störung der Membranfunktion [12, 15, 16]. Diese Veränderungen (Abb. 2) können bis zur völligen Membranzerstörung und somit zum Untergang der Zelle führen.

Die Gallensäuren lassen sich in toxische und weniger toxische Moleküle unterteilen. Die Toxizität der einzelnen Gallensäuren korreliert mit zunehmender Mizellengröße und zunehmendem pK-Wert, d.h., je polarer eine Gallensäure ist, desto weniger toxisch ist sie [13, 14]. Die Elution der Gallensäuren auf einer C18-Säule mit der Hochdruckflüssigkeitschromatographie (HPLC) gibt die Stärke der Toxizität der einzelnen Gallensäuren wieder (Abb. 3). Am wenigsten toxisch ist die polare Ursodesoxycholsäure, gefolgt von der Cholsäure, Chenodesoxycholsäure, Desoxycholsäure und Lithocholsäure. Bei den konjugierten Gallensäuren sind die Taurinderivate am polarsten und entsprechend weniger toxisch, gefolgt von den Glyzinkonjugaten; am toxischsten sind die

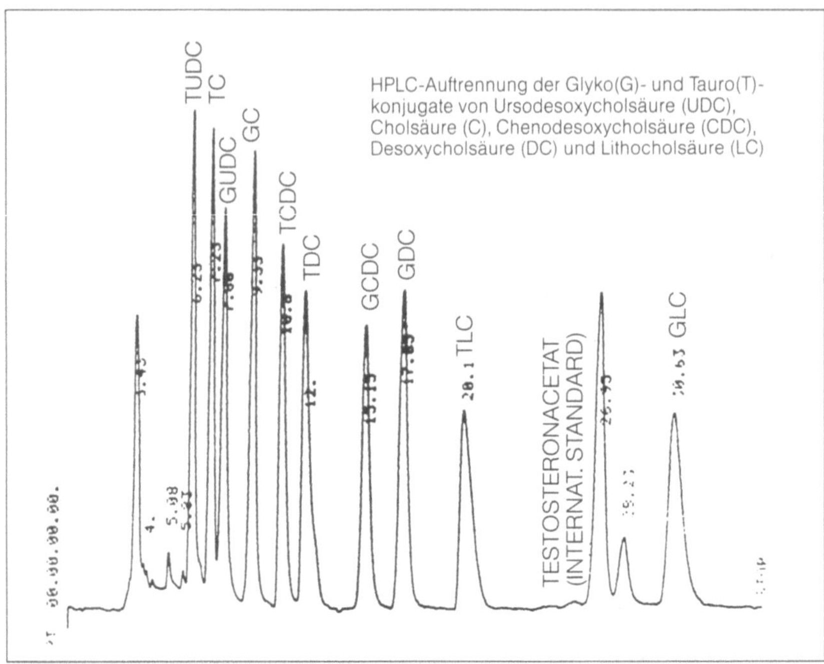

Abb. 3:   Trennung der Gallensäuren mit Hilfe der Hochdruckflüssigkeitschromatographie und der RP C18-Säule. Die Elutionsfolge gibt die Polarität der einzelnen Gallensäuren wieder

freien Gallensäuren [13, 21]. Bei niedrigem pH-Wert sind die Gallensäuren zum Teil undissoziiert und damit weniger polar und entsprechend toxischer. Diese Erkenntnisse sind gerade für die Magenschleimhaut von Interesse, da bekanntlich der intragastrische pH-Wert niedrig ist.

In-vivo-Untersuchungen

Zur Untersuchung der Gallensäurenadsorption von Antacida in vivo wurde in Zusammenarbeit mit Herrn Merki (Bern, Schweiz) eine zirkadiane Entnahme von Magensaft an 12 Probanden durchgeführt, die in cross-over-Technik entweder ein Antacidum oder Plazebo um 19.30 Uhr und 22.30 Uhr erhielten [20]. Über eine nasogastrische Sonde wurde in regelmäßigen Abständen bis um 7.00 Uhr Magensaft abgesaugt, pH-Wert und Gallensäuren wurden bestimmt.

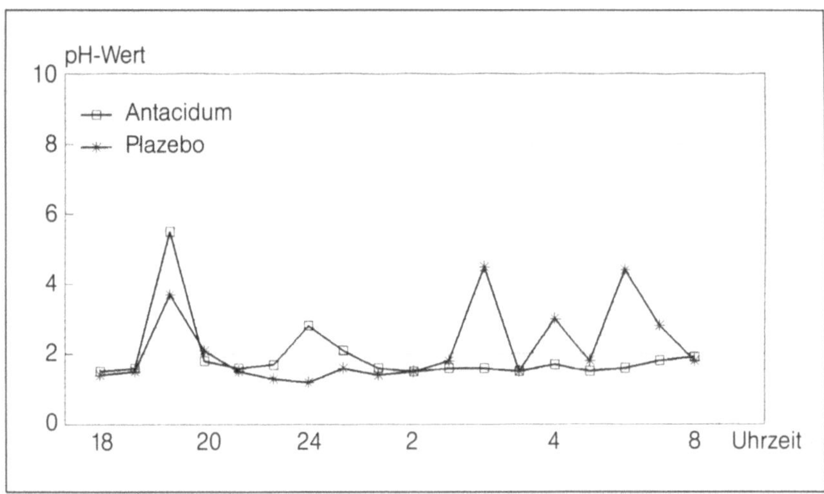

Abb. 4: Intragastrische pH-Werte (Gruppenmediane) unter Antacidum und Plazebo

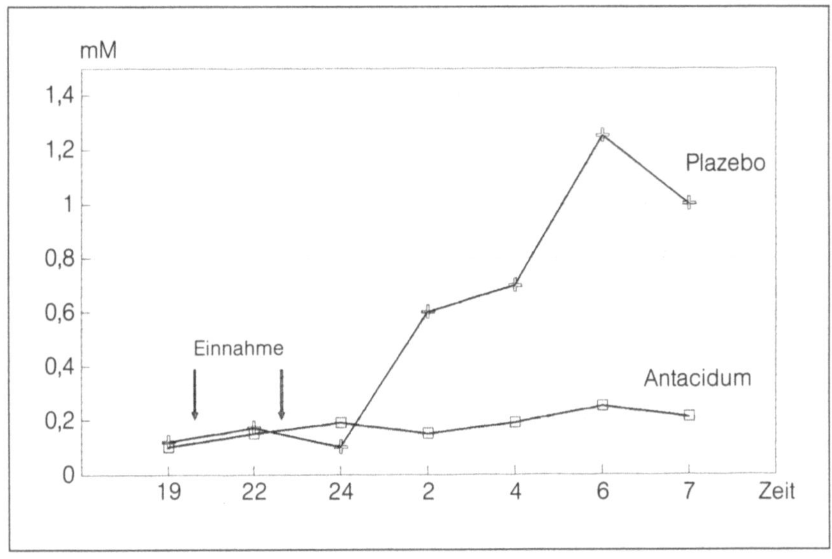

Abb. 5: Gallensäurenkonzentrationen im Magensaft unter Antacidum und Plazebo

47

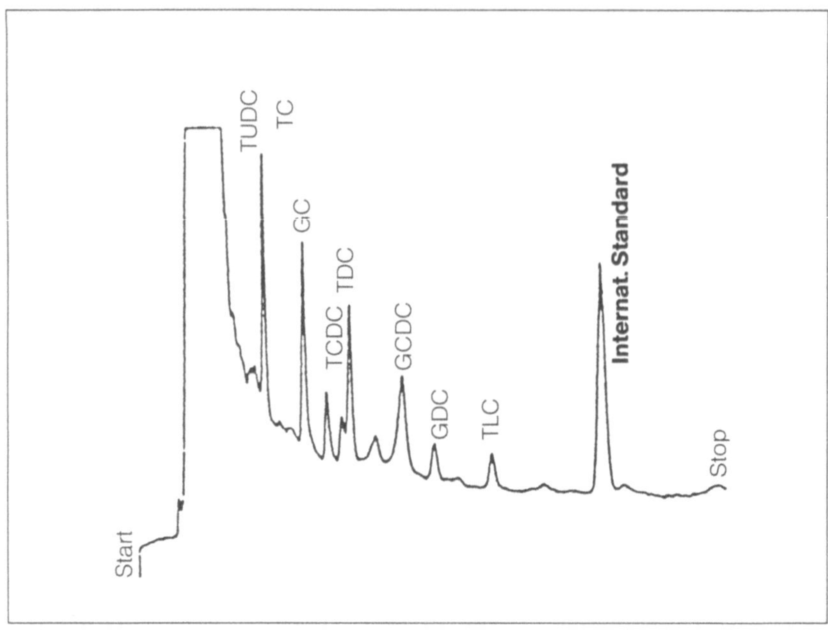

Abb. 6: Hochdruckflüssigkeitschromatographische Gallensäurentrennung des hergestellten Refluxmilieus auf einer RP C18-Säule

Unter Plazeboeinnahme stieg in der zweiten Nachthälfte zwischen 24.00 und 6.00 Uhr der intragastrische pH-Wert signifikant im Vergleich zur Verumgruppe an (Abb. 4). Verantwortlich hierfür war der duodenogastrale Reflux. Die Gallensäurenkonzentrationen stiegen gegenüber dem Ausgangsniveau um das 9fache an (Abb. 5). Unter Antacidaeinnahme blieb der pH-Wert konstant niedrig, die Gallensäurenkonzentrationen blieben nahezu gleich. Diese Studie zeigt, daß Antacida auch in vivo eine effektive Gallensäurenadsorption bewirken.

In-vitro-Untersuchungen zur Gallensäurenadsorption

Zur Abklärung, inwieweit und unter welchen Bedingungen Antacida Gallensäuren binden, wurden verschiedene Untersuchungen mit in-vitro-Techniken durchgeführt. In einer von uns durchgeführten Studie wurde Magensaft mit Galle im Verhältnis 2:1 gemischt [18], um ein möglichst physiologisches

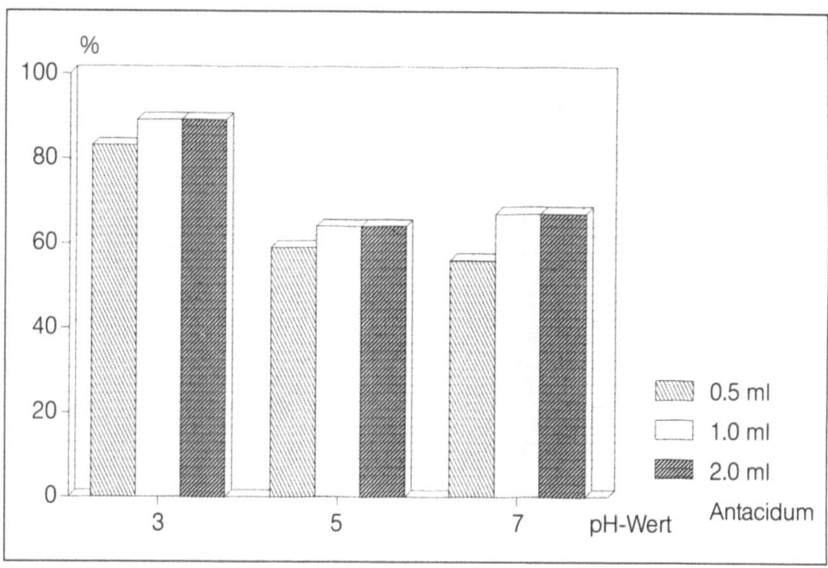

Abb. 7:   Gesamtgallensäurenadsorption (%) nach Zugabe verschiedener Volumina an Antacidum

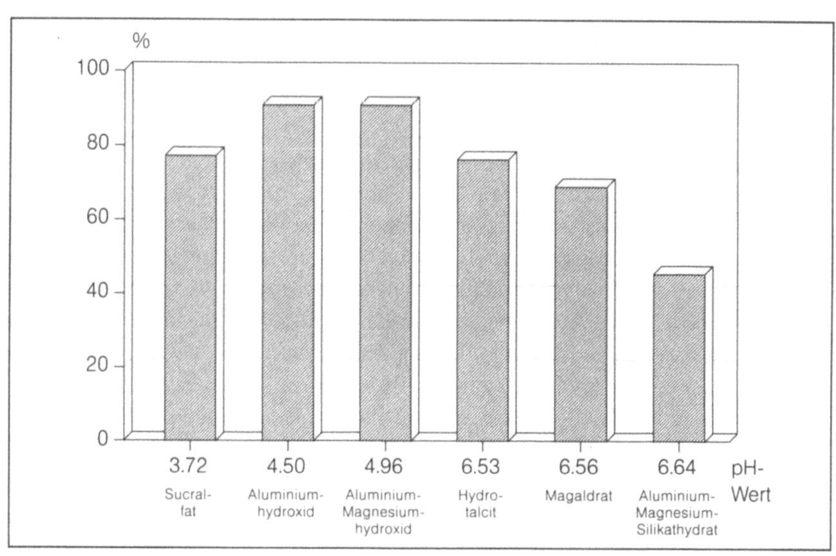

Abb. 8:   Prozentuale Adsorption der Gesamtgallensäuren und End-pH-Werte nach Zugabe verschiedener Antacida

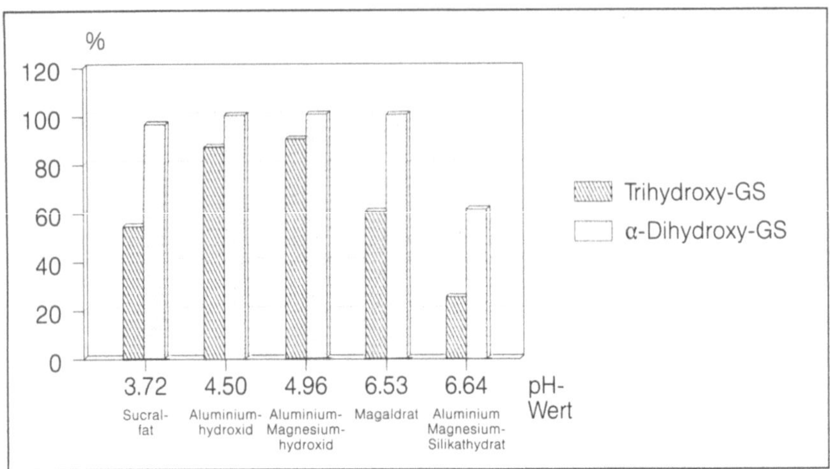

Abb. 9: Gallensäurenadsorption (%) von Trihydroxy-Gallensäuren (Taurin- und Glyzinkonjugate der Cholsäure), α-Dihydroxy-Gallensäuren (Taurin- und Glyzinkonjugate der Chenodesoxy- und Desoxychol- säure) und End-pH-Wert nach Zugabe verschiedener Antacida

Refluxmilieu zu schaffen. 5 ml dieser Lösung wurden mit 1 ml Antacidumgel bei 37°C im Schüttelbad für eine Stunde inkubiert. Vor und nach Inkubation wurde der pH-Wert gemessen und die Gallensäuren mit der HPLC analysiert (Abb. 6).

Die Sättigungskinetik zeigt, daß bei unseren Versuchsbedingungen 1 ml Anta- cidum ausreicht, um eine optimale Gallensäurenresorption zu erhalten (Abb. 7). Die Gallensäurenadsorption verschiedener Antacida mit unterschiedlichen Wirksubstanzen gibt Abbildung 8 wieder. Antacida, die einen relativ niedrigen pH-Wert (etwa 3 – 5) im Refluxmilieu einstellen, weisen die beste Gallensäu- renadsorption auf. Im höheren pH-Bereich wird die Gallensäurenadsorption geringer. Dieses konnte auch durch Untersuchungen bestätigt werden, in denen die Gallensäurenadsorption von einem Antacidum in verschiedenen pH-Berei- chen gemessen wurde. Bei niedrigem pH-Wert (3.0) stieg die Gallensäurenad- sorption um mehr als 60 % im Vergleich zum höheren Bereich (pH 7.0) [19]. Weiterhin konnte nachgewiesen werden, daß mit abnehmender Polarität der Gallensäuren die Adsorption anstieg. Gerade die toxischen α-Dihydroxy-Gal- lensäuren (CDCA und DCA) wurden im unteren pH-Bereich nahezu vollstän- dig adsorbiert (Abb. 9). Andere Gruppen kamen zu ähnlichen Schlußfolgerun- gen [8, 22, 24, 30, 31].

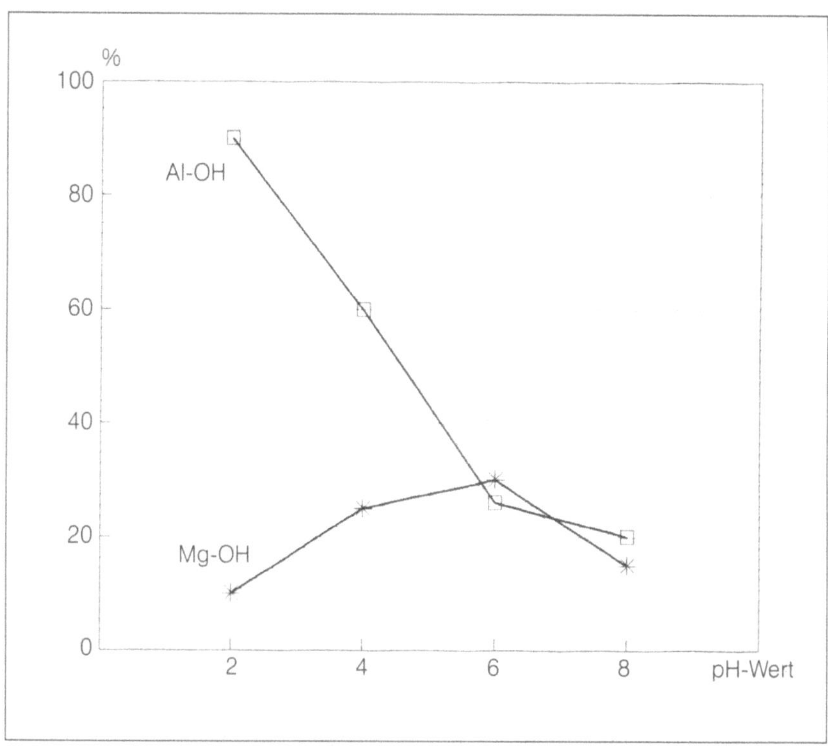

Abb. 10: Gallensäurenadsorption (%) von Aluminiumhydroxid (Al-OH) und Magnesiumhydroxid (Mg-OH) bei unterschiedlich eingestellten pH-Werten

Verantwortlich für die hohe pH-abhängige Gallensäurenadsorption scheint die Aluminiumkomponente der jeweiligen Antacida zu sein, wie STAHLBERG et al. [31] nachweisen konnten. Beim pH-Wert 3 ist die Gallensäurenadsorption im Vergleich zur Adsorption beim pH-Wert 7 um das 4fache erhöht (Abb. 10). Das Magnesiumhydroxid hingegen hat die optimale Adsorption beim pH-Wert 6, aber auch bei diesem pH-Wert macht die Adsorption nur etwa 30 % der Gallensäurenadsorption vom Aluminiumhydroxid aus.
Antacida adsorbieren Gallensäuren sowohl in vivo als auch in vitro, was in Studien belegt werden konnte. Inwieweit die Gallensäurenadsorption einen Einfluß auf die Heilungsrate bei Läsionen im oberen Gastrointestinaltrakt hat, bleibt offen. Hierzu sind weitere Studien mit großen Patientenzahlen nötig, bei denen die Gallensäurenkonzentrationen im Magensaft mit erfaßt werden sollten.

51

Diskussion

Frage Prof. Halter:
Gibt es Belege dafür, daß die Gallensäurenbindung durch Antacida einen positiven Einfluß auf die ulkusheilende Wirkung dieser Arzneimittel hat?

Antwort Dr. Güldütuna:
Dieser Einfluß müßte in in-vivo-Studien näher untersucht werden. Es gibt Studien mit Cholestyramin, die zeigen, daß Cholestyramin keinen Einfluß auf die Heilungsrate von Läsionen im oberen Gastrointestinaltrakt hat. Cholestyramin ist ja bekanntlich in allen pH-Wertbereichen eine der wirksamsten Substanzen zur Bindung von Gallensäuren.

Frage:
Können Sie uns etwas zur Stöchiometrie der Gallensäurenbindung durch Antacida sagen?

Antwort Dr. Güldütuna:
Antacida sind in der Regel Mischungen aus verschiedenen Komponenten. Dies macht stöchiometrische Berechnungen oder stöchiometrische Untersuchungen der Interaktionen zwischen Antacida und Gallensäuren praktisch unmöglich.

Frage:
Gibt es Gallensäuren, die mit höherer Präferenz als andere von Antacida gebunden werden?

Antwort Dr. Güldütuna:
Generell kann man sagen, daß die apolaren Gallensäuren Lithocholsäure, Desoxycholsäure und Chenodesoxycholsäure besser gebunden werden als andere Gallensäuren.

Frage:
Haben Sie die Adsorption von Pepsin an Antacida untersucht?

Antwort Dr. Güldütuna:
Wir haben keine eigenen Untersuchungen zu dieser Fragestellung durchgeführt. Es gibt jedoch entsprechende Untersuchungen von anderen Arbeitsgruppen, die eine Adsorption von Pepsin an Antacida zeigen.

Frage:

Wie ist die Bindungskinetik des Cholestyramins für Gallensäuren bei unterschiedlichen pH-Werten?

Antwort Dr. Güldütuna:

Die Bindungskapazität von Cholestyramin ist im pH-Bereich zwischen 2 und 7 sehr hoch. In diesem Bereich bindet Cholestyramin Gallensäuren zu über 90 %.

Frage:

Wenn die Gallensäurenbindung der Antacida ein entscheidender pharmakologischer Faktor der Antacida wäre, wie müßte dann ein Antacidum aussehen, das für diesen Mechanismus optimal wäre?

Antwort Dr. Güldütuna:

Für die optimale Gallensäurenadsorption ist ein intragastraler pH-Wert zwischen 3 und 5 nötig. Außerdem sollte das Antacidum eine Aluminiumkomponente enthalten, deren Konzentration jedoch nicht allzu hoch sein müßte.

Literaturverzeichnis

1 AUKEE S. Gastritis and acid secretion in patients with gastric ulcers and duodenal ulcers. Scand J Gastroenterol 1972; 7: 567 – 574.
2 BEDI BS, DEBAS HT, GILLESPIE G, GILLESPIE IE. Effect of bile salts on antral gastrin release. Gastroenterology 1971; 60: 256 – 262.
3 BLACK RB, NAYLOR F, STENHOUSE NS. Gastric mucosal damage by taurine and glycin conjugates of chenodeoxycholic acid. Dig Dis Sci 1977; 22: 1106 – 1108.
4 BLACK RB, ROBERTS G, RHODES J. The effect of healing on bile reflux in gastric ulcer. Gut 1971; 12: 552 – 558.
5 BLUM A. Stellung der Antazida in der modernen Ulkustherapie. Dtsch Med Wochenschr 1985; 110: 3 – 7.
6 CASPARY WF. Einfluß von Aspirin, Antazida, Alkohol und Gallensäuren auf die transmurale elektrische Potentialdifferenz des menschlichen Magens. Dtsch Med Wochenschr 1975; 100: 1263 – 1268.
7 COCHRAN KM, MACKENZIE JF, RUSSEL RI. Role of taurocholic acid in the production of gastric mucosal damage after ingestion of aspirin. Br Med J 1975; 1: 183 – 185.
8 COUSAR CD, GADACZ TR. Comparison of antacids on the binding of bile salts. Gastroenterology 1981; 80: 1357 – 1360.
9 DU PLESSIS DJ. Pathogenesis of gastric ulceration. Lancet 1981; 2: 906 – 907.
10 EASTWOOD GL. Effect of pH on bile salt injury to mouse mucosa. Gastroenterology 1975; 68: 1456 – 1465.

11 GROSSMAN MI. Peptic ulcer: the pathophysiological background. Scand J Gastroenterol 1980; 15: 7 – 16.

12 GÜLDÜTUNA S, KURTZ W, PELEKANOS C, ZIMMER G, LEUSCHNER U. Mechanismen von Membranschädigung und Membranschutz durch Gallensäuren. In: Gallensäuren und Magen-Darm-Trakt. Hygieneplan 1988: 19 – 29.

13 GÜLDÜTUNA S, KURTZ W, PELEKANOS C, ZIMMER G, LEUSCHNER U. Rank of toxicity for different bile salts measured with electron spin resonance (ESR). Gastroenterology 1989; 96: A604.

14 GÜLDÜTUNA S, KURTZ W, ZIMMER G, LEUSCHNER U. Membranwirkung von Gallensäuren. In: Kurtz W (Hrsg.). Gallensäuren und Leber. Hygieneplan 1989: 45 – 54.

15 GÜLDÜTUNA S, KURTZ W, ZIMMER G, LEUSCHNER U. Prostaglandin E2 directly protects isolated gastric surface cell membranes against bile salts. Biochim Biophys Acta 1987; 902: 217 – 222.

16 GÜLDÜTUNA S, KURTZ W, ZIMMER G, PELEKANOS C, LEUSCHNER U. Do bile salts have the same damaging effect on gastric mucosal and erythrocyte membranes? Electron spin resonance (ESR) investigations. Gastroenterology 1989; 96: A 603.

17 HIMAL HS, BOUTROS M, WEISER M. The relationship between bile and hydrochloric acid in the pathogenesis of acute gastric erosions. Am J Gastroenterol 1979; 62: 405 – 409.

18 KURTZ W, GÜLDÜTUNA S, LEUSCHNER U. Gallensäurenbindung durch Antazida in „quasi-natürlichem" Refluxmilieu. Z Gastroenterol 1989; 27: 370 – 373.

19 KURTZ W, GÜLDÜTUNA S, LEUSCHNER U. Hydrophilic-hydrophobic balance of bile acids determines their binding to hydrotalcit. Gastroenterology 1989; 96: A 278.

20 KURTZ W, GÜLDÜTUNA S, MERKI H, WITZEL L. Influence of night-time antacid on bile acid concentrations in the stomach. Gastroenterology 1989; 96: A 278.

21 KURTZ W, GÜLDÜTUNA S. Wirkung von Gallensäuren auf die Magenschleimhaut. In: Kurtz W (Hrsg.). Dyspepsie, funktionelle Organbeschwerden. Hygieneplan 1987: 60 – 72.

22 LIPSETT P, GADACZ TR. Bile salt binding by maalox, sucralfat and mediadonol: In vitro and clinical comparisons. J Surg Res 1989; 47: 403 – 406.

23 MALAGELADA JR, LONGSTRETH GF, DEERING TB, SUMMERSKILL WHJ, GO VLW. Gastric secretion and emptying after ordinary meals in duodenal ulcer. Gastroenterology 1977; 73: 989 – 994.

24 MANGALL YF, SMYTHE A, JOHNSON G. The ability of antacids and cholestyramin to bind bile acids: Effect of pH. Scand J Gastroenterol 1986; 21: 789 – 794.

25 O'BRIEN P, SILEN W. Effect of bile salts and aspirin on the gastric mucosal blood flow. Gastroenterology 1973; 64: 246 – 253.

26 RHODES J, BARNARDO DS, PHILIPS SF, ROVELSTAD RA, HOFMANN AF. Increased reflux of bile into the stomach in patients with gastric ulcer. Gastroenterology 1969; 57: 241 – 252.

27 RITCHIE WP. Bile acids, the barrier and reflux-related clinical disorders of the gastric mucosa. Surgery 1977; 82: 192 – 200.

28 RYDNING A, BERSTAD A. Intragastric bile acid concentration in healthy subjects and patients with gastric and duodenal ulcer and the influence of fiber-enriched wheat bran in patients with gastric ulcer. Scand J Gastroenterol 1985; 20: 801 – 804.

29 SAFAI-SHIRAZI S, DENBESTEN L, HAMZA KN. Absorption of bile salts from the gastric mucosa during hemorrhagic shock. Proc Soc Exp Biol Med 1972; 140: 924 – 927.

30 SHIAU YF, SCHENKEIN JP, LIU HJ, KHOURI MR, WATKINS JB. Bile salt binding properties of commonly used gastrointestinal drugs: Maalox, carafate and questran. J Pharm Sci 1988; 77: 527 – 530.

31 STAHLBERG M, JALOVAARA P, LAITINEN S et al. Adsorption of bile salts by sucralfat, antacids, and cholestyramine in vitro. Clin Ther 1987; 9: 615 – 621.

Mucosal protection and ulcer healing by antacids

A. Tarnawski, H. Gergely, T. G. Douglass

Dept. of Medicine/Gastroenterology Veterans Administration Medical Center, University of California, Irvine, and California State University, Long Beach

Abstract

Aluminum-containing antacids are able to protect the gastric mucosa against various ulcerogenic and necrotizing agents including 0.6 M HCl and absolute alcohol. Since gastric mucosal necrosis produced by alcohol is independent of luminal acid and cannot be reduced by H_2-receptor antagonists, the protective action of antacids is accomplished by mechanism(s) other than acid-neutralizing ability. In addition, since acidified antacids can protect the gastric mucosa even more effectively than an antacid with intact neutralizing ability, it is clear that such action is independent of acid-neutralizing ability and therefore has all the features of cytoprotection. While the mechanisms of antacid-induced mucosal protection are not known, stimulation of mucus, bicarbonate and prostaglandin secretion are suggested to mediate protective action.

Angiogenesis – the formation of new microvessels – plays an important role in wound healing and tissue regeneration. Interestingly, Maalox 70 was found to significantly stimulate angiogenesis in gastric mucosa injured acutely by ethanol, at a rate comparable to that induced by acidic fibroblast growth factor. Moreover, Maalox 70 was able to overcome the inhibitory action of indomethacin on angiogenesis in injured gastric mucosa. New experimental data indicate that aluminum containing antacid (Maalox 70) not only accelerates healing of experimental gastric ulcer but also improves the quality of mucosal architecture reconstruction. Direct comparison of Maalox 70 and omeprazole treatment demonstrated that the former provided much better quality of ulcer healing than the omeprazole.

Schleimhautschutz und Ulkusheilung durch Antacida

A. Tarnawski, H. Gergely, T. G. Douglass

Dept. of Medicine/Gastroenterology Veterans Administration Medical Center, University of California, Irvine, and California State University, Long Beach

Zusammenfassung

Aluminiumhaltige Antacida können die Magenschleimhäute gegen verschiedene ulzerogene und nekrotisierende Agenzien, zu denen auch 0,6 M HCl und absoluter Alkohol zählen, schützen. Da eine durch Alkohol hervorgerufene Magenschleimhautnekrose nicht von der Magensäure abhängt und nicht durch H_2-Rezeptorantagonisten vermindert werden kann, wird die schützende Wirkung der Antacida nicht durch die Fähigkeit zur Säureneutralisierung hervorgerufen, sondern durch andere Mechanismen. Da angesäuerte Antacida die Magenschleimhaut sogar wirksamer schützen können als Antacida mit intakter Neutralisierungsfähigkeit, wird deutlich, daß dieser Mechanismus nicht von der Neutralisierungskapazität abhängt und daher alle Merkmale eines zytoprotektiven Effektes aufweist. Während die Mechanismen des durch Antacida induzierten Schleimhautschutzes nicht bekannt sind, wird angenommen, daß die Stimulierung der Mukus-, Bikarbonat- und Prostaglandinsekretion die Schutzwirkung vermittelt.

Die Angiogenese – die Bildung neuer Mikrogefäße – spielt bei der Wundheilung und Geweberegeneration eine wichtige Rolle. Interessanterweise konnte Maalox 70 die Gefäßbildung in durch Äthanol akut verletzten Magenschleimhäuten signifikant stimulieren, und zwar in einem vergleichbaren Ausmaß wie saurer Fibrolasten-Wachstumsfaktor. Darüber hinaus konnte Maalox 70 die inhibitorische Wirkung von Indometacin auf die Angiogenese in Magenschleimhautläsionen aufheben. Neue experimentelle Daten zeigen, daß aluminiumhaltige Antacida (Maalox 70) nicht nur die Heilung experimentell ausgelöster Magengeschwüre beschleunigen können, sondern auch die qualitative Wiederherstellung der Schleimhautarchitektur verbessern. Ein direkter Vergleich zwischen einer Behandlung mit Maalox 70 und Omeprazol machte deutlich, daß ersteres zu einer qualitativ besseren Ulkusausheilung führte.

Einleitung

Die Säureneutralisierung mit Antacida stellt seit der Entdeckung der Salzsäure im Magensaft eine logische Behandlung bei akuten Verletzungen der Magenschleimhaut und bei gastrointestinalen Ulzera dar. Neue experimentelle und klinische Daten lassen darauf schließen, daß Antacida neben der Säureneutralisierung und der Pepsindeaktivierung (d. h. der Verminderung aggressiver Faktoren) auch Verteidigungsmechanismen der gastroduodenalen Schleimhaut stimulieren, also zellschützend wirken [2, 10, 13, 15, 16].

Pathomechanismen bei gastroduodenalen Schleimhautschäden

Akute Magenschleimhautverletzung

Unter Einwirkung ulzerogener Agenzien (Aspirin, Indometacin oder Gallensäuren) oder nekrotisierender Faktoren (konzentrierter Alkohol, Ischämie oder ätzende Agenzien) entwickelt die Magenschleimhaut Verletzungen, die sich in einer charakteristischen Morphologie sowie in ultrastrukturellen und funktionalen Veränderungen darstellen [12, 18, 24, 31].
Wie Abb. 1 zeigt, besteht eine akute Magenschleimhautverletzung aus:
1. einer Störung der normalerweise nicht vermischten Schleim- und Bikarbonatschicht,
2. der Verletzung und dem Abschilfern des Oberflächenepitheliums und dem Verlust seiner „Barrieren"-Funktion sowie
3. der Verletzung von tiefer gelegenen Magenschleimhautschichten, die die mikrovaskulären Endothelzellen, die Zellen der Teilungsschicht sowie die Parietal- und Hauptzellen einschließen [12].
Die Schädigung des mikrovaskulären Endotheliums hat sowohl die mikrovaskuläre Stase als auch die Unterbrechung der Nähr- und Sauerstoffversorgung und damit eine Ischämie zur Folge. Mikrovaskuläre Schäden treten bei Schleimhautverletzungen zu einem frühen Zeitpunkt auf, gehen der Nekrose von Drüsenzellen voraus und tragen durch eine ischämische Komponente zur direkten toxischen Verletzung der Schleimhautzellen bei [23, 28]. Eine Gefäßverengung durch die Freisetzung von vasoaktiven, entzündungsfördernden Mittlern aus beschädigten Mastzellen, Makrophagen und Endothelzellen beeinträchtigt zusätzlich die Mikrozirkulation in der Schleimhaut und verursacht damit schließlich eine Schleimhautnekrose, bei der Erosionen und/oder Ulzera entstehen.

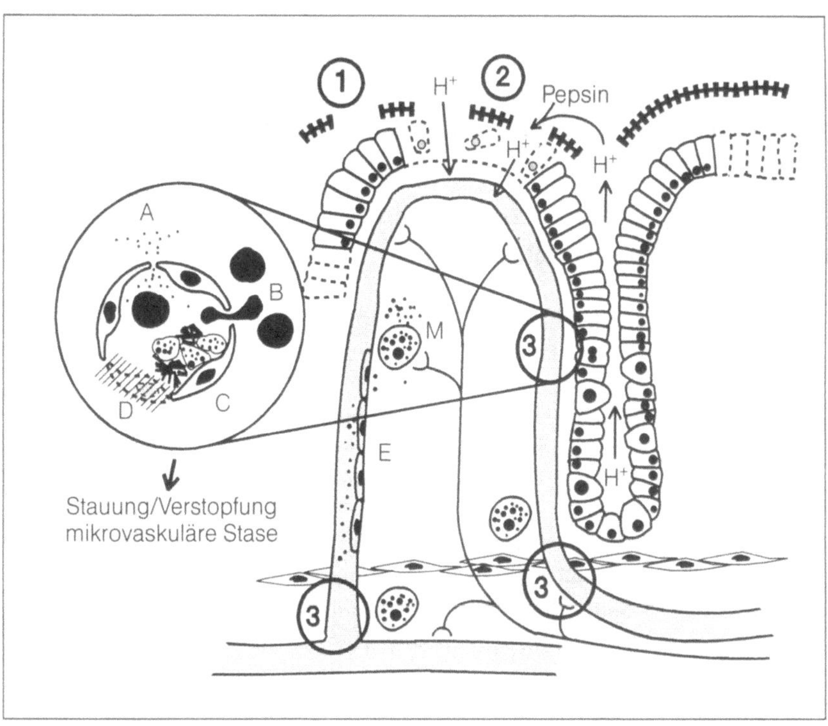

AUS: A. TARNAWSKI AND R. ERIKSON. European Journal Gastroenterology and hepatology 1991; 3: 795-810 [12]

Abb. 1: Akute Verletzung der Magenschleimhaut durch ulzerogene oder nekrotisierende Agenzien

M = Mastzellen; E = Endothelzellen. (1) Eine Störung der nicht vermischten Schleim- und Bikarbonatschicht und (2) die direkte Verletzung und Abschilferung der oberflächlichen Epithelzellen mit dem Verlust ihrer „Barriere"-Funktion erlauben im Magensaft vorkommenden schädigenden Agenzien und aggressiven Faktoren (HCl, Pepsin, Gallensalze usw.) das Eindringen in die Schleimhaut und die Verletzung ihrer Mikrogefäße und Drüsenzellen, was die Freisetzung von entzündungsfördernden Mittlern zur Folge hat (3). Endotheliale Verletzungen der Mikrogefäße führen zu mikrovaskulärer Stase und zum Abbruch der Sauer- und Nährstoffversorgung. Sie fügen so der direkten toxischen Schädigung der Drüsenzellen noch eine ischämische Komponente hinzu. Die Freisetzung von entzündungsfördernden und vasoaktiven Mediatoren, wie Histamin, Serotonin, Leukotrien C_4, thrombozytenaktivierendem Faktor, Endothelin und anderen aus den beschädigten Mast-, Endothelzellen und/oder Makrophagen, ruft eine Gefäßverengung hervor. Sie verstärken die mikrovaskuläre Stase und Ischämie und verursachen schließlich die Schleimhautnekrose.

Salzsäure ist für Schleimhautverletzungen durch ulzerogene Agenzien (z. B. Aspirin) sehr bedeutsam, für Verletzungen durch nekrotisierende Agenzien wie konzentrierten Alkohol jedoch weniger [9]. Verletzungen durch Alkohol sind von der Luminalsäure unabhängig und können nicht einmal durch die komplette Säureinhibition mit H_2-Rezeptorantagonisten reduziert werden [13 – 15].

Die Schutzwirkung der Antacida

Aluminiumhydroxid und handelsübliche Antacida, wie Maalox70, schützen die Magenschleimhaut vor äthanolinduzierten Nekrosen [2, 10, 13, 15]. In jüngsten Untersuchungen verglichen wir die Wirksamkeit der Antacida Aluminiumhydroxid, Maalox 70 und die H_2-Rezeptorantagonisten Cimetidin (50 mg/kg), Ranitidin (30 mg/kg), Famotidin (10 mg/kg) und Nizatidin (50 mg/kg) in einem Versuch, der die Magenschleimhaut von Ratten vor einer alkoholinduzierten Nekrose schützen sollte [13, 14]. Diese Mittel wurden als intragastrische Vorbehandlung verabreicht, der nach einer Stunde 2 ml 100 %iger Alkohol (Äthanol) folgte. Die Schleimhäute wurden drei Stunden nach der Alkoholgabe auf die Gesamtnekrose und die tiefe histologische Nekrose untersucht, und ihre Ultrastruktur wurde mit dem Raster- und Transmissionselektronenmikroskop erfaßt [13, 14]. In der mit Plazebo vorbehandelten Gruppe betrug die gesamte Schleimhautnekrose drei Stunden nach der Alkoholgabe 42 ± 2 % der Schleimhäute. Die Schleimhauthistologie und die Ultrastruktur zeigten Abschilferungen des Oberflächenepithels, schwerwiegende mikrovaskuläre Verletzungen, eine tiefe Nekrose, die die glandulären Zellen und die Lamina propria einbezog sowie ein ausgebreitetes submuköses Ödem. Die Vorbehandlung mit Aluminiumhydroxid oder Maalox 70 reduzierte das Ausmaß der Gesamtnekrose signifikant (2,3 bzw. 4,2fach), verringerte ebenso signifikant die mikrovaskulären Verletzungen sowie die tiefe histologische Nekrose (2,2 bzw. 4fach) [13, 14]. Diese Untersuchungen zeigten, daß die Antacida Aluminiumhydroxid und Maalox 70 die Magenschleimhäute vor einer äthanolinduzierten Nekrose schützen. Der Schutz der Schleimhäute vor äthanolinduzierten Verletzungen war durch Maalox 70, das mit HCl gesäuert worden war, sogar noch größer als durch reguläres, nicht gesäuertes Maalox 70, weil es die Gesamtnekrose 10fach und die tiefe histologische Nekrose 15fach (p < 0.001) verringerte [13, 16]. Diese Ergebnisse lassen vermuten, daß der Schleimhautschutz mit Maalox 70 durch andere Mechanismen als Säureneutralisation erreicht wird [13, 16]. Hiermit übereinstimmend erwiesen sich die H_2-Rezeptorantagonisten Cimetidin, Ranitidin, Famotidin und Nizatidin als vollständig ineffektiv in ihrer Schutz

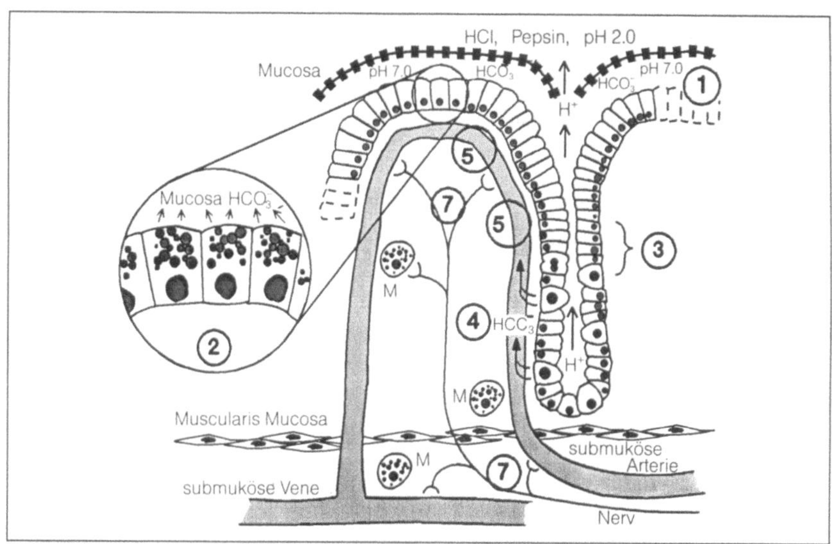

AUS: A. TARNAWSKI AND R. ERIKSON. European Journal Gastroenterology and hepatology 1991; 3: 795-810 [12]

Abb. 2: Abwehrmechanismen der Schleimhaut

(1) Die ungestörte Schleim- und Bikarbonatschicht erhält ein „neutrales" Mikroklima an der Luminaloberfläche der Oberflächenepithelzellen aufrecht. (2) Die Oberflächenepithelzellen sind in der Lage, Schleim, Bikarbonat und Prostaglandine zu sezernieren. (3) Beschädigte oder alte Oberflächenepithelzellen werden durch die ständige Erneuerung der Schleimhautzellen aus den Stammzellen in der Proliferationszone der Schleimhaut ersetzt. Die vollständige Erneuerung des Oberflächenepithels dauert normalerweise drei bis fünf Tage. Es benötigt jedoch Monate, um die Drüsenzellen zu ersetzen. Eine kleine Verletzung des Oberflächenepithels ist durch die Migration von Zellen des Halsbereiches innerhalb weniger Stunden wieder hergestellt. (4) „Basische Tide": Randständige Zellen sekretieren gleichzeitig HCl in das Lumen der gastrischen Drüsen und Bikarbonat in die Lumina angrenzender Mikrogefäße. Das Bikarbonat wird nach oben transportiert und trägt zum „neutralen" Mikroklima an der Luminaloberfläche bei. (5) Mikrogefäße der Schleimhaut versorgen die gesamte Schleimhaut mit Sauerstoff und Nährstoffen. Sie beseitigen auch toxische Substanzen und bilden Vasodilatatoren, wie Prostacyclin und Stickstoffmonoxid (NO). Letzteres dient dem Schutz der Magenschleimhaut gegen Verletzungen und dem Entgegenwirken schädigender Einflüsse von Vasokonstriktoren, wie Leukotrien C_4 und Endothelin. (6) Die kontinuierliche Ausschüttung von Prostaglandin E_2 (PGE) und Prostacyclin (PGI_2) durch die Schleimhaut ist von entscheidender Bedeutung für die Aufrechterhaltung ihrer Unversehrtheit. Fast alle ihre Abwehrmechanismen werden durch endogene oder exogene Prostaglandine stimuliert oder erleichtert. (7) Die Stimulierung der sympathischen Nerven führt zu einer Freisetzung von Neurotransmittern, wie dem Calcitonin Gene Related Peptide (CGRP) und der Substanz P in Nervenendigungen, die in oder nahe bei den großen submukösen Gefäßen liegen. CGRP verursacht seine schleimhautschützende Wirkung wahrscheinlich durch die Vasodilatation submuköser Gefäße, wobei (zumindest teilweise) die Stickstoffmonoxidbildung eine Rolle spielen könnte.

Tab. 1: Die Mechanismen der Schutzwirkung von Antacida

1)		Schutz des mikrovaskulären Endotheliums und Aufrechterhaltung der Schleimhautdurchblutung
2)	⇑	Bikarbonat– und Schleimsekretion
3)	⇑	Erneuerung der Schleimhautzellen
4)	⇑	Prostaglandinsynthese und/oder –freisetzung
5)		Stimulierung von Makrophagen (Zytokine?)
6)		Stimulierung sensorischer Nerven (?)
	⇓	
7)		CGRP ⇒ Stickstoffmonoxid ⇒ Vasodilatation CGRP = dem Calcitonin–Gen verwandtes Peptid

wirkung gegen die äthanolinduzierte Nekrose [13, 16]. Darüber hinaus schienen die Merkmale der durch Antacida induzierten Schutzwirkung denen der Prostaglandine ähnlich zu sein [18]. Preliminäre Studien unserer Gruppe deuten an, daß Maalox 70 die Magenschleimhaut auch gegen andere nekrotisierende Agenzien, wie 2M NaOH, sowie Hitzeverletzungen (kochendes Wasser) schützen kann, was wiederum Gemeinsamkeiten mit der Schutzwirkung der Prostaglandine vermuten läßt [9, 31].

In vorangegangenen Veröffentlichungen haben wir die möglichen Mechanismen der Schutzwirkung von Antacida überprüft [14, 16]. Daraus geht klar hervor, daß die Wirkung der Antacida auf die Magenschleimhäute in einem wesentlich generelleren und komplexeren Eingriff als nur der Neutralisation der Luminalsäure besteht [16, 32]. Wie bewirken die Antacida also den Schutz der Magenschleimhäute vor Verletzungen, wenn dabei die Säureneutralisation nicht von Bedeutung ist? Höchstwahrscheinlich interagieren die Antacida mit den normalen Magenschleimhäuten und stimulieren einige der Abwehrmechanismen [16, 32], die in Abb. 2 dargestellt sind.

Die Mechanismen, die für die Schleimhautschutzwirkung der Antacida verantwortlich sind, bzw. die zellulären Ziele der Antacida sind zur Zeit nicht bekannt oder werden kontrovers diskutiert. Die wichtigsten postulierten Schutzmechanismen der Antacida gegen akute gastrische Schleimhautverletzungen sind die Bewahrung der mikrovaskulären Integrität, die Stimulierung der Pro-staglandinsynthese und/oder deren Freisetzung, die Stimulierung der Mukus- und Bikarbonatsekretion, die Steigerung der Schleimhautzellenerneuerung und die Erzeugung von Stickstoffmonoxid (Tab. 1).

Die Heilung akuter Schleimhautverletzungen – die Rolle der Gefäßbildung

Nach einer akuten Magenschleimhautverletzung wandern Epithelzellen der nicht verletzten Schleimhaut ab, vermehren sich und beheben so den Schleimhautdefekt [18], während Mikrogefäße der Schleimhäute in einem Prozeß der Angiogenese wieder hergestellt werden [20]. Die Angiogenese – die Bildung neuer Mikrogefäße – spielt bei der Wundheilung und Geweberegeneration eine wichtige Rolle. In vorangegangenen Untersuchungen haben wir den Prozeß der Gefäßbildung in verletzten Magenschleimhäuten auf ultrastruktureller Basis charakterisiert und die einzelnen Stadien aufgezeigt: die Auflösung der Basalmembran, endotheliale Keimung, Migration in extravaskuläre Räume und Zellvermehrung, Bildung von Anastomosen, Lumina und schließlich Mikrogefäßen [20 – 22, 30]. Wir fanden heraus, daß die Gefäßbildung durch Arachidonsäure und ein Prostaglandin E_2-Analogon unterstützt und durch Indometacin inhibiert wird [20 – 22]. Kürzlich untersuchten wir, ob eine Behandlung mit einem stabilen Prostacyclinanalogon, einem Endothelzellen-Wachstumsfaktor oder Maalox 70 in bezug auf die Gefäßbildung in Magenschleimhäuten, die durch Äthanol verletzt worden waren, Wirkung zeigen würde [30].

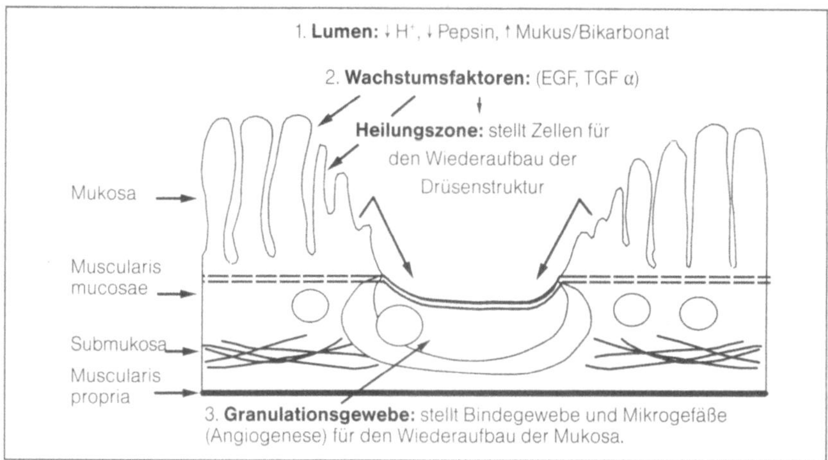

Abb. 3: Die Ulkusheilung

Die grafische Darstellung der Ulkusbildung in der Magen- oder Zwölffingerdarmschleimhaut. Die Ulkusheilung erfolgt dadurch, daß der Defekt in der Schleimhaut durch Epithelzellen aufgefüllt wird, die von der Heilungszone zuwandern, durch Replikation (unter dem Einfluß des epidermalen Wachstumsfaktors (EGF) und des transformierenden Wachstumsfaktors α (TGF α)) und durch Bindegewebe, Mikrogefäße eingeschlossen, das aus dem Granulationsgewebe stammt. Aus: A. TARNAWSKI et al. J Clin Gastroenteral 1991; 13 (Suppl. 1): 42-47 [29]

Interessanterweise war es Maalox 70, das die Gefäßbildung in den Magenschleimhäuten in einem dem Endothelzellen-Wachstumsfaktor vergleichbaren Ausmaß signifikant stimulierte [30]. Darüber hinaus war Maalox 70 in der Lage, die inhibitorische Wirkung von Indometacin auf die Gefäßbildung in gastrischen Schleimhäuten zu überwinden, was darauf hinweist, daß die Wirkungsweise der Antacida nicht von den Prostaglandinen abhängt [8]. Die Stimulierung der Gefäßbildung in verletzten Magenschleimhäuten könnte also ein bedeutender Modus der therapeutischen Wirkung der Antacida sein.

Die ulkusheilende Wirkung der Antacida

Die Heilung von Ulzera

Ein Ulkus ist eine tiefe nekrotische Läsion, die die gesamte glanduläre Schleimhaut erfaßt und in die Muscularis mucosae eindringt (Abb. 3) [8, 12]. Ulzera entwickeln sich als Folge eines deutlich unausgeglichenen Verhältnisses zwischen aggressiven Faktoren und Schleimhautabwehrmechanismen im Magen oder Duodenum. Sie werden von einem weiten Spektrum genetischer, neuraler, hormonaler und humoraler oder iatrogener Faktoren hervorgerufen [7]. Bei einer akuten Ulkusbildung werden die Schleimhaut und die Submukosa nekrotisch, entzündliche Zellen werden angezogen und schließlich setzen sich nekrotische Schleimhautteile ab [19]. Im chronischen Zustand ist der Ulkusgrund von Granulationsgewebe bedeckt, das aus proliferierenden Bindegewebszellen, Makrophagen, Fibroblasten und mikrovaskulären Endothelzellen besteht [8, 19].
Folgende Faktoren und morphologische Strukturen spielen bei der Heilung der Ulzera eine bedeutende Rolle (Abb. 3) [17, 29]:

Luminalfaktoren

Salzsäure und Pepsin sind die entscheidenden endogenen Faktoren, die die Ulkusheilung erschweren. Klinische und experimentelle Erfahrungen weisen darauf hin, daß die Verminderung dieser aggressiven Faktoren die Ulkusausheilung beschleunigt. Da deutlich wurde, daß die Mukus/Bikarbonatschicht die neugebildeten Zellen vor Säure und Pepsin schützt, kann auch die Mukus- und Bikarbonatsekretion im Zusammenhang mit der Ulkusausheilung als wichtig angesehen werden.

Die „Übergangs"- oder „Heilungszone" am Ulkusrand

Die Schleimhaut am Ulkusrand bildet eine „Übergangs-" oder „Heilungszone", die in Struktur und Zellzusammensetzung erstaunlichen Veränderungen unterliegt [4, 5, 7]. Die Drüsen dilatieren sich zystisch, Epithelzellen am Ulkusrand entdifferenzieren sich und exprimieren Rezeptoren für den epidermalen Wachstumsfaktor [27]. Unter dem Einfluß von Wachstumsfaktoren, hauptsächlich dem epidermalen Wachstumsfaktor, proliferieren diese Zellen und stellen damit Zellen für die Neubildung der Epithelschicht der Schleimhautoberfläche und für die Rekonstruktion der Drüsenstrukturen in den Schleimhäuten zur Verfügung [4, 7, 27]. Diese Zellen wandern anscheinend vom Ulkusrand auf das Granulationsgewebe, um den Ulkusgrund zu bedecken (Reepithelialisierung) [17, 19], sobald es die Infrastruktur des Bindegewebes erlaubt.

Granulationsgewebe

Das Ergebnis des Heilungsprozesses spiegelt eine dynamische Interaktion zwischen der Epithelkomponente der „Heilungszone" am Ulkusrand und der Bindegewebskomponente (Mikrogefäße eingeschlossen) wider, die aus dem Granulationsgewebe rührt [29]. Das Granulationsgewebe ist für den Heilungsprozeß bedeutsam, da es a) die Reepithelialisierung, b) die Bindegewebszellen für die Wiederherstellung der Lamina propria und c) die Endothelialzellen für die Wiederherstellung der Mikrogefäße innerhalb der Schleimhautwunde unterstützt.

Die Bildung neuer Mikrogefäße spielt bei der Wundheilung und der Zellregeneration eine wichtige Rolle [3, 26]. Ihre Bedeutung bei der Heilung akuter Magenschleimhautverletzungen ist bekannt [20 – 22, 30] und gleichermaßen wichtig bei der Heilung gastroduodenaler Ulzera. Die Gefäßbildung im Granulationsgewebe erleichtert die Nähr- und Sauerstoffversorgung des Ulkusgrundes und ist deshalb für den Heilungsprozeß entscheidend. Ihre Bedeutung wird durch zwei neue experimentelle Untersuchungen unterstützt. FOLKMAN et al. [27] zeigten, daß die Stimulierung der Gefäßbildung im Granulationsgewebe durch einen basischen Fibroblasten-Wachstumsfaktor die Heilung experimenteller (durch Cystamin ausgelöster) Duodenalulzera bei Ratten dramatisch beschleunigte. In einer anderen Studie zeigten TARNAWSKI et al., daß die chronische Verabreichung von Indometacin (1 mg/kg i.p. täglich) die Gefäßbildung im Granulationsgewebe inhibiert und die Heilung experimenteller gastrischer Ulzera bei Ratten verzögert [3].

Die Qualität der Ulkusheilung

Die Heilung gastrischer Ulzera bei Patienten wird normalerweise durch eine visuelle Oberflächenexamination mit Hilfe eines Endoskops überprüft, in experimentellen Studien durch eine Evaluation der Ulkusgröße. Sie erfolgt aber nicht durch eine histologische und ultrastrukturelle Bewertung der subepithelialen Schleimhautrekonstruktion. Diese Handhabung hat zu der Annahme geführt, daß die Schleimhaut von insgesamt „ausgeheilten" gastrischen oder duodenalen Ulzera spontan oder infolge einer Behandlung zum Normalzustand zurückkehrt. In einer früheren Studie [17] konnten wir jedoch zeigen, daß die reepithelialisierte Schleimhaut von scheinbar „ausgeheilten" experimentellen gastrischen Ulzera auffallende histologische und ultrastrukturelle Abnormitäten aufweist, wozu geringere Höhe, deutliche Dilatation gastrischer Drüsen, geringe Differenzierung und/oder degenerative Veränderungen der Drüsenzellen, vermehrtes Bindegewebe und ein gestörtes mikrovaskuläres Netz zu zählen sind [17].

Obwohl bekannt ist, daß gastrische Ulzera wiederholt an derselben Stelle entstehen [6], kennt man die Gründe dafür noch nicht. Wahrscheinlich stören die auffallenden Abnormitäten, die in der subepithelialen Schleimhaut scheinbar „geheilter" Magengeschwüre gefunden wurden, die Abwehrmechanismen der Schleimhaut und prädestinieren diese speziellen Stellen für erneute Schädigungen und Ulkusrezidive, wenn ulzerogene Faktoren vorhanden sind [17, 19]. Ob also wieder Ulzera auftreten, könnte entscheidend von der Qualität der wiederhergestellten Schleimhautstrukturen abhängen [17, 19]. Obwohl eine Anzahl pharmakologischer Agenzien bekanntermaßen die Heilungsrate bei Magengeschwüren beeinflußt, weiß man nicht, welche Wirkung sie auf die Qualität der Ulkusheilung haben, z. B. auf die Wiederherstellung der Schleimhautarchitek-

Tab. 2: Mechanismen der ulkusheilenden Wirkung der Antacida (Maalox 70)

Eindeutig nachgewiesen

1. Säureneutralisierung und Pepsindeaktivierung
2. Zunahme der Schleimhautdurchblutung, insbesondere am Ulkusrand
3. Stimulierung der Gefäßbildung im Granulationsgewebe
4. Zunahme der Bikarbonat- und Prostaglandin (?) -Produktion

postuliert

5. Interaktion mit Makrophagen (Stimulierung der Produktion/Freisetzung von Zytokinen)
6. Stimulierung der sensorischen Neuronen (Freisetzung von Calcitonin Gene Related Peptide und Stimulierung der Stickstoffmonoxidproduktion, die beide in einer Vasodilatation resultieren)
7. Gesteigerte Expression von Wachstumsfaktoren und ihren Rezeptoren in der Schleimhaut des Ulkusrandes und im Granulationsgewebe

Tab. 3: Mikrogefäße im Granulationsgewebe

Behandlung		Anzahl von Mikrogefäßen
(a)	Plazebo	24 ± 1
(b)	Maalox 70	32 ± 1[a]
(c)	Indometacin + Plazebo	14 ± 1[a]
(d)	Indometacin + Maalox 70	20 ± 1[b]

Magengeschwüre wurden, wie oben beschrieben, in Ratten durch Verabreichung von Essigsäure hervorgerufen [20]. Die Ratten erhielten zwei Wochen lang entweder (a) 2 ml Plazebo-Kochsalzlösung (zweimal täglich intragastrisch appliziert); (b) 2 ml Maalox 70 (zweimal täglich); (c) 1 mg/kg Indometacin i.p. einmal täglich über 14 Tage zum Plazebo (wie in a); oder (d) 1 mg/kg Indometacin i.p. einmal täglich über 14 Tage zu Maalox 70 (wie in b). Die Gruppen a und b erhielten i.p. Indometacin–Dilutent (Kochsalz–Bikarbonat) einmal täglich über 14 Tage.

Die Anzahl der Mikrogefäße im Granulationsgewebe wurde unter 500facher mikroskopischer Vergrößerung gezählt und als Anzahl von Mikrogefäßen per 7 500 nm^2 angegeben. [a]p < 0,001 vs Plazebo; [b]p < 0,001 vs Indometacin + Plazebo.

Aus: A. TARNAWSKI et al. J Clin Gastroenteral 1991; 13 (Suppl. 1): 42-47 [29]

tur. Beobachtungen beruhen bisher hauptsächlich auf einer oberflächlichen, visuellen Inspektion.

Die ulkusheilende Wirkung von Antacida – neue experimentelle Ergebnisse
Eine gesicherte Erkenntnis ist, daß Antacida die Heilung gastroduodenaler Ulzera beschleunigen [1, 33]. In der Behandlung gastrischer und duodenaler Ulzera haben sich sogar niedrig dosierte Antacidatherapien (120 – 200 mM/Tag) als wirksam erwiesen. Tab. 2 faßt die Mechanismen der ulkusheilenden Wirkung der Antacida zusammen, sowohl die eindeutig belegten als auch die von den Autoren postulierten.
Unsere jüngsten experimentellen Ergebnisse weisen darauf hin, daß Aluminiumhydroxid enthaltende Antacida (Maalox 70) nicht nur die Heilung experimenteller Magengeschwüre beschleunigen, sondern auch die Qualität der wiederhergestellten Schleimhautstrukturen verbessern [25]. Maalox 70 ist bisher das einzige Medikament, das nachweislich die Qualität der Ulkusheilung, d. h. die Wiederherstellung der Schleimhautarchitektur und der Zellzusammensetzung verbessern konnte [25]. Darüber hinaus konnte Maalox 70 die nachteilige

Tab. 4: Ulkusgröße und Bewertungsmerkmale für die Qualität der Schleimhautwiederherstellung (QS = Qualitätsstand)

	Ulkusgröße (mm)	QS
Plazebo	1.68 ± 0.12	2.9 ± 0.22
Maalox 70	0.41 ± 0.09[a]	1.4 ± 0.18[b]
Omeprazol	0.34 ± 0.08[a]	3.2 ± 0.2

[a]p < 0.001 vs Plazebo; [b]p < 0.001 vs Plazebo und Omeprazol.

Wirkung von Indometacin auf die Heilung experimenteller gastrischer Ulzera umkehren [25]. Das mag zum Teil das Ergebnis der stimulierenden Wirkung der Antacida auf die Gefäßbildung im Granulationsgewebe sein (Tab. 3). Experimentelle Ergebnisse unserer jüngsten Untersuchung weisen darauf hin, daß die Heilungswirkung von Maalox 70 bei experimentellen gastrischen Ulzera von höherer Qualität ist als bei dem Protonenpumpenhemmer Omeprazol [11]. Gastrische Ulzera wurden in Ratten durch die Verabreichung von Essigsäure hergestellt. Danach erhielten die Ratten zweimal täglich entweder Plazebo, Maalox 70 (2 ml) oder Omeprazol (50 mg/kg). Nach 14 Tagen wurde die Ulkusgröße unter einem Seziermikroskop gemessen und die Magenwand, die das Ulkus oder die Ulkusnarbe enthielt, wurde histologisch untersucht. Letzteres beinhaltete die Messung der zurückgebliebenen Nekrose, der Dicke des Ulkusrandes und/oder der -narbe und des Granulationsgewebes, das Ausmaß, die Zellzusammensetzung und die Bindegewebskomponenten der Narbe und die Untersuchung der Drüsendilatation. Die oben genannten Parameter dienten zur Festsetzung der Qualität der Schleimhaut auf einer Skala von 0 (normale Schleimhaut) bis 4. Diese Daten sind in Tab. 4 zusammengefaßt.
In der mit Maalox 70 behandelten Gruppe werden die Magenschleimhautdrüsen wieder gut hergestellt. Das Verhältnis von Drüsenstrukturen und Bindegewebe war normal. Bei den mit Omeprazol behandelten Ratten wies die Schleimhautnarbe große zystische Dilatationen der Schleimhautdrüsen auf. Der Anteil des Bindegewebes war deutlich erhöht.
Diese Untersuchung zeigt, daß die Heilung experimenteller gastrischer Ulzera durch Maalox 70 und Omeprazol signifikant beschleunigt wird. Die Antacidabehandlung führte jedoch zu einer qualitativ besseren Heilung der Schleimhaut als die Omeprazoltherapie.

Diskussion

Frage:
Haben Sie einige Ihrer Ergebnisse auf klinische Untersuchungen zu übertragen versucht?

Antwort Prof. Tarnawski:
Seit zwei Jahren führen wir klinische Studien durch, in denen wir die Heilung von Magenulzera untersuchen. Von 60 Patienten, die wir bisher untersucht haben, zeigten alle Abnormitäten der Mukosa und Submukosa der Magenschleimhaut. Möglicherweise sind unsere pharmakologischen Ergebnisse daher auch von klinischer Relevanz.

Frage:
Glauben Sie, daß die Applikation von FGF im Überschuß die Heilung peptischer Ulzera möglicherweise sogar verschlechtert?

Antwort Prof. Tarnawski:
Ich denke, daß Omeprazol ein wichtiger Mediator des FGF ist und dadurch die Gewebegranulation stimuliert. Ich glaube, daß bei einer Therapie mit diesem Medikament eine Disproportion zwischen FGF einerseits und den epithelialen Wachstumsfaktoren EGF und TGFα andererseits besteht.

Frage:
Wie erklären Sie die Studienergebnisse, die zeigen, daß Antacida als Transportmedium für Wachstumsfaktoren in die Ulkusregion fungieren?

Antwort Prof. Tarnawski:
Dieser Wirkungsmechanismus wird vorwiegend für Sucralfat diskutiert. Ich weiß nicht, ob relevante Interaktionen zwischen Antacida und Wachstumsfaktoren bestehen.

Frage:
Sehen Sie überhaupt entscheidende Unterschiede zwischen Sucralfat und Antacida?

Antwort Prof. Tarnawski:
Möglicherweise bestehen Unterschiede zwischen diesen Arzneimitteln, die aber bislang nicht eindeutig nachgewiesen worden sind.

Dr. Nauert:
Sucralfat besitzt per se eine Säurebindungskapazität. Wenn Sie Sucralfat in einem der Tests, die ich heute morgen gezeigt habe, untersuchen, ist die Säure-neutralisationskapazität mit der einer Antacidumtablette vergleichbar.

Literaturverzeichnis

1 BERSTAD A, WEBERG R. Antacids for peptic ulcer: do we have anything better? Scand J Gastroenterol 1986; 21 (Suppl 125): 144 – 149.

2 DOMSCHKE W, HAGEL J, RUPPIN H, KADUK B. Antacids and gastric mucosal protection. Scand J Gastroenterol 1986; 21 (Suppl 125): 144 – 149.

3 FOLKMANN J, SZABO S, VATTEY P, MORALES RE, PINKUS G, KATO K. Effect of orally administered bFGF on healing of chronic duodenal ulcers, gastric section and acute mucosal lesions in rats. Gastroenterology 1990; 98 (Abstr): A45.

4 HELANDER HE. Morphologic studies on the margin of gastric corpus wounds in the rat. J Submicrosc Cytol 1983; 15: 627 – 643.

5 HELPAP B, HATTORI T, GEDIGK P. Repair of gastric ulcer. A cell kinetic study. Virchows Arch [A] 1981; 392: 159 – 170.

6 LITMAN A, HANSCOM DH. The course of recurrent ulcer. Gastroenterology 1971; 61: 585 – 591.

7 RICHARDSON CT. Pathogenetic factors in peptic ulcer disease. Am J Med 1985; 79 (Suppl 2C): 1 – 7.

8 ROBBINS SL, COTRAN RS, KUMAR V (eds.). Healing and repair in Robbins pathologic basis of disease. Saunders: Philadelphia 1989; 71 – 86.

9 ROBERT A, NEZAMIS JE, LANCASTER C et al. Cytoprotection by prostaglandins in rats. Prevention of gastric necrosis produced by alcohol, HCl, NaOH, hypertonic NaCl and thermal injury. Gastroenterology 1979; 77: 433 – 443.

10 SZELENYI I, POSTIUS S, ENGLER H. Evidence for a functional cytoprotective effect produced by antacids in the rat stomach. Eur J Pharmacol 1983; 88: 403 – 406.

11 TARNAWSKI A, DOUGLASS TG, ISHIKAWA T, GERGELY H. Does antacid treatment provide better quality of experimental gastric ulcer healing than omeprazole? Gastroenterology 1992 (in press).

12 TARNAWSKI A, ERICKSON R. SUCRALFATE – 24 years later: current concepts of its protective and therapeutic actions. Eur J Gastroenterol Hepatol 1991; 3: 795 – 810.

13 TARNAWSKI A et al. Cytoprotection of the gastric mucosa by antacids and sucralfate but not by the H2-blockers. Dig Dis Sci 1988; 33: 911.

14 TARNAWSKI A, HOLLANDER D, GERGELY H, DABROS W, KRAUSE WJ. Antacids but not famotidine or nizatidine protect the gastric mucosal microvasculature against alcohol injury and reduce extent of deep necrosis. Gastroenterology 1989; 96: A505.

15 TARNAWSKI A, HOLLANDER D, GERGELY H, STACHURA J. Comparison of antacid, sucralfate, cimetidine and ranitidine in protection of gastric mucosa against ethanol injury. Am J Med 1985; 79 (2C): 19 – 23.

16 TARNAWSKI A, HOLLANDER D, GERGELY H. Antacid – new perspectives in cytoprotection. Scand J Gastroenterol 1990; 25 (Suppl 174): 9 – 14.

17 TARNAWSKI A, HOLLANDER D, KRAUSE WJ, DABROS W, STACHURA J, GERGELY H. „Healed" experimental gastric ulcers remain histologically and ultrastructurally abnormal. J Clin Gastroenterol 1990; 12 (Suppl 1): S 139 – 147.

18 TARNAWSKI A, HOLLANDER D, STACHURA J et al. Prostaglandin protection of the gastric mucosa against alcohol injury – dynamic time related process. The role of the mucosal proliferative zone. Gastroenterology 1985; 89: 366 – 374.

19 TARNAWSKI A, HOLLANDER D, STACHURA J et al. Vascular and microvascular changes-key factors in the development of acetic acid-induced gastric ulcers in rats. J Clin Gastroenterol 1990; 12 (Suppl 1): S 148 – 157.

20 TARNAWSKI A, HOLLANDER D, STACHURA J, GERGELY H. Essential fatty acids–arachidonic and linoleic have trophic and angiogenic effects on the gastric mucosa injured by alcohol. Gastroenterology 1988; 94: A455.

21 TARNAWSKI A, HOLLANDER D, STACHURA J, SARFEH IJ, GERGELY H, KRAUSE WJ. Angiogenic response of gastric mucosa to ethanol injury is abolished by indomethacin. Gastroenterology 1989; 96: A505.

22 TARNAWSKI A, HOLLANDER D, STACHURA J, SHEFFIELD M, GERGELY H, KRAUSE WJ. Angiogenic response of damaged gastric mucosa – a prostaglandin mediated process? Gastroenterology 1990; 98: A136.

23 TARNAWSKI A, HOLLANDER D, STACHURA J. Ultrastructural changes in the gastric mucosal microvessels after enthanol. Gastroenterol Clin Biol 1985; 9 (12 bis): 93 – 97.

24 TARNAWSKI A, HOLLANDER D. Ethanol-induced gastric mucosal injury. Sequential analysis of morph. a. functional changes. Gastroenterol Clin Biol 1985; 9 (bis): 88 – 92.

25 TARNAWSKI A, KRAUSE WJ, GERGELY H, STACHURA J, DOUGLASS TG. Maalox 70 accelerates healing and reverses deleterious effect of indomethacin on healing of experimental gastric ulcer. World Congress of Gastroenterology. Sidney 1990.

26 TARNAWSKI A, STACHURA J, DOUGLASS TG, KRAUSE WJ, GERGELY H, SARFEH IJ. Indomethacin impairs quality of experimental gastric ulcer healing: a quality histologic and ultrastructural analysis. pp 521 – 532. In: Mechanisms of injury, protection and repair of the upper gastrointestinal tract. Wiley & Sons: Chichester 1991.

27 TARNAWSKI A, STACHURA J, DURBIN T, SARFEH IJ, GERGELY H. Increased expression of epidermal growth factor receptor during gastric ulcer healing in rats. Gastroenterology 1992; 102: 695 – 698.

28 TARNAWSKI A, STACHURA J, GERGELY H, HOLLANDER D. Microvascular endothelium – a major target for alcohol injury of the human gastric mucosa. Histochemical and ultrastructural study. J Clin Gastroenterol 1988; 10 (1): 554 – 564.

29 TARNAWSKI A, STACHURA J, KRAUSE WJ, DOUGLASS TG, GERGELY H. Qualitiy of gastric ulcer healing – a new, emerging concept. J Clin Gastroenterol 1991; 13 (1): S 42 – 47.

30 TARNAWSKI A, STACHURA J, SARFEH IJ, SEKHON S, KRAUSE WJ, GERGELY H. Prostacyclin, endothelial cell growth factor and antacid stimulate angiogenesis in injured gastric mucosa. Gastroenterology 1991; A174: 100.

31 TARNAWSKI A. Cytoprotection. A new fashion or real progress? Pol Arch Med Wewn 1980; 64: 97 – 104.

32 TARNAWSKI A. Cytoprotective drugs. Focus on antacids. Drug Invest 1990; 2 (S1): 1 – 6.

33 WEBERG R, AUBERT E, DAHLBERG O et al. Low-dose antacids or cimetidine for duodenal ulcer? Gastroenterology 1988; 95: 1465 – 1469.

Antacids and Helicobacter pylori

A. Berstad, K. Berstad, R. Weberg

Division of Gastroenterology, Medical Department,
Haukeland University Hospital, Bergen, Norwegen

Abstract

Aluminiumhydroxide-containing antacids heal peptic ulcers in doses that cannot be explained by their acid neutralization only. The healing mechanism of antacids is only partly understood. Recently it has been recognized that the etiological agent in peptic ulcer disease is strongly associated with H. pylori. We here present a series of experiments aimed to study the influence of antacids on various aspects of H. pylori colonization and activity. H. pylori infected subjects have increased eosinophil cationic protein (ECP) concentration and phospholipase A_2 activity in gastric juice, but administration of antacids did not significantly affect these potentially „toxic" substances. Antacids in combination with oxytetracycline and metronidazole eradicate approximately 45 % of H. pylori whereas antacids alone suppress but do not eradicate H. pylori. Suppression of the urease activity H. pylori might be an important mechanism by which antacids promote peptic ulcer healing.

Antacida und Helicobacter pylori

A. Berstad, K. Berstad, R. Weberg

Division of Gastroenterology, Medical Department,
Haukeland University Hospital, Bergen, Norwegen

Zusammenfassung

Aluminiumhydroxidhaltige Antacida heilen peptische Ulzera bereits in sehr
geringen Dosierungen, so daß man diesen Vorgang nicht nur der Säureneutralisierung zuschreiben kann. Der Wirkungsmechanismus hierfür ist bisher noch
nicht vollständig aufgeklärt worden. In jüngster Zeit wurde erkannt, daß das
Auftreten von Ulzera in engem Zusammenhang mit Helicobacter pylori steht.
Wir stellen hier eine Reihe von Experimenten vor, die das Ziel hatten, den Einfluß von Antacida auf die Kolonisierung und die Aktivität von H. pylori zu
untersuchen. Bei mit H. pylori infizierten Patienten sind die Konzentration des
eosinophilen kationischen Proteins (ECP) und die Phospholipase A_2-Aktivität
im Magensaft erhöht. Die Verabreichung von Antacida zeigte keine signifikante Wirkung auf diese potentiell „toxischen" Substanzen. In Kombination mit
Oxytetracyclin und Metronidazol beseitigen Antacida H. pylori zu etwa 45 %,
wohingegen sie allein verabreicht H. pylori nur unterdrücken, aber nicht beseitigen. In der Unterdrückung der Ureaseaktivität von H. pylori könnte ein wichtiger Mechanismus zu sehen sein, mit dessen Hilfe die Antacida die Heilung
von Ulzera fördern.

Einleitung

Von aluminiumhydroxidhaltigen Antacida wird postuliert, daß sie die Ulkusheilung auch durch Mechanismen unterstützen, die in keinem Zusammenhang
mit ihrer säureneutralisierenden Eigenschaft stehen. Solche säureunabhängigen,
ulkusbekämpfenden Wirkungen der Antacida könnten in der Stimulierung der
gastrischen Sekretion von Prostaglandinen, Bikarbonat und Phospholipiden
oder in der Bindung und Ausfällung von Gallensäuren, Pepsin und Wachstumsfaktoren innerhalb des Magenlumens bestehen.
Als einer der bedeutsamsten pathogenetischen Faktoren für Ulzera ist vor kur-

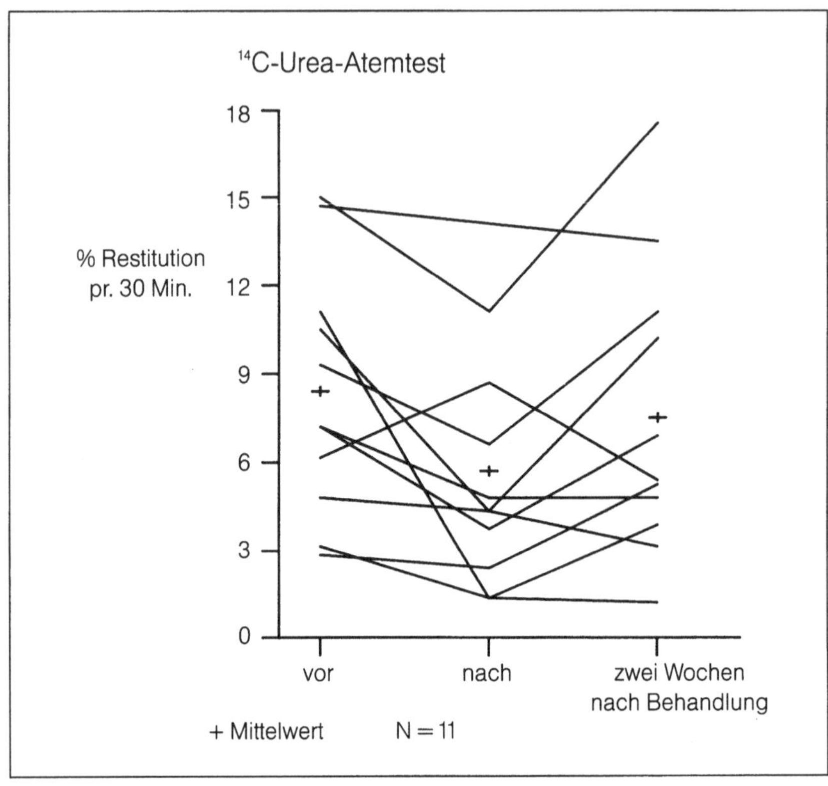

Abb. 1: Die Wirkung von Antacida auf die Ureaseaktivität des Magens

Die im ^{14}C-Urea-Atemtest von 11 mit Helicobacter pylori infizierten Patienten vor Behandlung, 12 Stunden und 2 Wochen nach Behandlungsende gemessene Wirkung von Antacida auf die Ureaseaktivität des Magens. Die Antacida waren 14 Tage lang niedrig dosiert (4 Tabletten pro Tag) verabreicht worden. Individuelle Ureaseaktivität des Magens und Mittelwert [5].

zem Helicobacter pylori erkannt worden. Bisher gibt es nur wenige Untersuchungen über die Wirkung von Antacida auf H. pylori. Von diesen Untersuchungen hat keine die Beseitigung des Bakteriums durch Antacida dokumentiert [8, 9]. In mehreren jüngeren Untersuchungen konnten wir jedoch zeigen, daß Antacida eine pathologisch gesteigerte gastrische Ureaseaktivität unterdrücken. Diese gesteigerte Ureaseaktivität beruht auf der Kolonisierung des Magens mit H. pylori. Die Ureaseaktivität des H. pylori wirkt auf das Magenepithel zellschädigend. Die Inhibierung dieses Enzyms könnte therapeu-

tisch von Bedeutung sein. Die Unterdrückung der Ureaseaktivität oder anderer mit H. pylori in Zusammenhang gebrachter Aktivitäten im Magensaft könnte der bisher nicht erkannten säureunabhängigen Wirkung der Antacida bei peptischen Ulzera zugrundeliegen.
Es folgt eine Zusammenfassung unserer eigenen jüngsten Arbeiten über die Wirkung von Antacida auf H. pylori.

Verminderter Helicobacter pylori-Befall in Biopsien nach Antacidabehandlung [2]

Antrumbiopsieproben von 89 aufeinander folgenden Patienten mit Non-Ulcer-Dyspepsie und erodierenden präpylorischen Veränderungen, die an einer prospektiven randomisierten vierwöchigen Doppelblindstudie über die Wirkung eines Aluminium-Magnesium-Antacidums (120 mmol/Tag) oder Pirenzepin (50 mg b.i.d.) vs. Plazebo teilnahmen, wurden histologisch untersucht. Bei 25 Patienten (28 %) konnte H. pylori durch Silberfärbung im Lichtmikroskop nachgewiesen werden. Während der Behandlung mit Antacida nahm die Dichte der H. pylori ab (p < 0,001), ohne daß die Entzündung zurückging. Im Gegenteil, die Anzahl der Patienten mit Gastritis stieg nach der Gabe von Antacida im Gegensatz zu den Plazebos eher an (p < 0,01). In einer gesonderten Analyse zeigte sich keine Beeinflussung der Symptome. Es waren weder die Non-Ulcer-Dyspepsie noch die erodierenden präpylorischen Veränderungen in einen engen Zusammenhang mit einer H. pylori-Kolonisierung des Antrums oder einer akuten Entzündung zu bringen. Aluminium-Magnesium-Antacida können die Kolonisierung des Antrums mit H. pylori unterdrücken, ohne die Gastritis zu heilen oder die Beschwerden zu lindern.

Der ^{14}C-Urea-Atemtest [3]

Der ^{14}C-Urea-Atemtest quantifiziert die Ureaseaktivität des Magens. Bei Patienten, die Magensäure produzieren, ist die verstärkte Ureaseaktivität auf die Kolonisierung mit H. pylori zurückzuführen. Neben dem Nachweis der Infektion mit H. pylori ermöglicht dieser Test auch eine quantitative Einschätzung der Aktivität des Ureaseenzyms.

Die Unterdrückung der pathologischen Ureaseaktivität des Magens [4, 5]

Zwei Gruppen gesunder Testpersonen, die alle mit H. pylori infiziert waren, wurden untersucht. Die erste Gruppe (n = 11) erhielt zwei Wochen lang niedrig dosiert aluminiumhydroxidhaltige Antacida. Der H. pylori-Status wurde vor der Behandlung sowie 12 Stunden und zwei Wochen nach der letzten Antacidaeinnahme festgestellt. Die zweite Gruppe (n = 12) erhielt nach einem Atemkontrolltest jeweils ein bis drei Tage und 10 Minuten vor dem zweiten Atemtest eine Tablette Antacidum. Die Ureaseaktivität des Magens wurde durch den ^{14}C-Urea-Atemtest untersucht.

In der ersten Gruppe war die Ureaseaktivität des Magens 12 Stunden nach der letzten Einnahme der Antacida um 31,8 % (p = 0,02) niedriger, während zwei Wochen nach der letzten Einnahme keine Wirkung zu verzeichnen war (Abb. 1). In der zweiten Gruppe war die Ureaseaktivität des Magens 10 bis 40 Minuten nach der Antacidagabe um 33,3 % (p = 0,02) vermindert. Bei keiner Testperson war die erhöhte Ureaseaktivität auf normale Werte gesunken.

Aluminiumhydroxidhaltige Antacida verringern also die Ureaseaktivität der H. pylori, beseitigen allein aber nicht die Infektion.

Die Wirkung von Antacida auf eosinophiles kationisches Protein und Phospholipase A_2 [6]

Um mögliche neue Wirkungen der Antacida aufzudecken, wurde der Magensaft von fünfzehn gesunden Testpersonen mit bekanntem H. pylori-Status in einer Doppelblind-cross-over-Studie auf eosinophiles kationisches Protein (ECP), Phospholipase A_2-Aktivität, Phosphatidylcholin und Gallensäuren vor und nach der Einnahme einer Antacidum- oder Plazebotablette untersucht.

Die geometrischen Mittelwerte der ECP-Konzentrationen waren im Magensaft von H. pylori-positiven Probanden (12,9 mg/l) mehr als 13mal (p = 0,003) höher als bei H. pylori-negativen (0,97 mg/l) Probanden. Die geometrischen Mittelwerte der Phospholipase A_2-Aktivität bei den H. pylori-negativen Probanden belief sich auf 1,31 U/l, bei den H. pylori-positiven auf 4,02 U/l (p = 0,13). Ein Vergleich der Aspirate zwischen H. pylori-infizierten und nicht infizierten Testpersonen zeigte weder Unterschiede in der Phosphatidylcholin- noch in der Gallensäurenkonzentration.

Verglichen mit den Plazebos hatte eine einmalige Dosis von Antacida weder eine signifikante Wirkung auf die ECP-Konzentration noch auf die Phospholipase A_2-Aktivität oder die Gallensäurenkonzentration. Unabhängig vom H. pylori-Status stieg der geometrische Mittelwert der Phosphatidylcholinkonzentration um 94,8 % nach Antacidagabe und um 34,4 % nach Plazebo (p = 0,024).

Die Dreifachtherapie mit Antacida als Wismutsubstitut [7]

Die Infektion des Magens mit H. pylori kann durch die Dreifachgabe von Wismutsalz, Tetracyclin und Metronidazol wirksam bekämpft werden. Wegen negativer Wirkungen dieser Behandlung und aufgrund von Bedenken hinsichtlich einer möglichen Neurotoxizität von Wismut ist ein Ersatz dafür gerechtfertigt. In dieser Untersuchung wurden 20 mit H. pylori infizierte Probanden über zwei Wochen mit einer Tablette Antacidum zwischen den Mahlzeiten plus 500 mg Oxytetracyclin und 200 mg Metronidazol während der Mahlzeiten behandelt. Der individuelle H. pylori-Status wurde durch den ^{14}C-Urea-Atemtest festgestellt. Vier Wochen nach dem Ende der Behandlung war H. pylori bei 45 % (9/20) der Probanden beseitigt. Die Ureaseaktivität des Magens war bei den Probanden, die H. pylori-positiv blieben, um 32,4 % verringert. 30 % (6/20) gaben eine oder mehrere als mäßig oder schlimm empfundene Nebenwirkungen an, die hauptsächlich in dünnem Stuhl und Kopfschmerzen bestanden.
Aus der Studie ist zu entnehmen, daß H. pylori bei einer dreifachen Behandlung, in der eine niedrige Antacidadosis als Ersatz für Wismut gegeben wird, weniger erfolgreich (etwa 45 %) beseitigt wird als durch eine herkömmliche Behandlung, die Wismut enthält (etwa 90 %). Die Tatsache, daß H. pylori durch eine Behandlung, die Antacida einschließt, beseitigt wird, ist allerdings interessant. Weitere Untersuchungen sollten aufklären, ob die Antacida tatsächlich durch die oben genannte Dreifachbehandlung zur Beseitigung von H. pylori beitrugen und ob die Bekämpfungsrate durch höhere Dosen und/oder andere Dosierungsschemata erhöht werden kann.

Diskussion

Aluminiumhydroxidhaltige Antacida heilen gastrointestinale Ulzera bereits in geringen Dosierungen, bei denen die Heilung nicht nur der Säureneutralisierung zugeschrieben werden kann. Der Aktionsmechnismus für diese Wirkungsweise ist noch nicht bekannt. Da wir wissen, daß das ätiologische Agens bei gastrointestinalem Ulkus in engem Zusammenhang mit H. pylori steht, wäre es ein logischer Schritt zu untersuchen, ob Antacida das Wachstum von

H. pylori oder einiger seiner essentiellen oder toxischen Metaboliten beeinflussen.

Die in vitro gezeigte Empfindlichkeit von H. pylori gegenüber Aluminiumhydroxidantacida wird, als minimale inhibierende Konzentration (MIC) gemessen, in einer Untersuchung [1] als sehr niedrig (MIC > 3 200) und in einer anderen [10] als ziemlich hoch (MIC 40 – 160) angegeben.

Der Zusammenhang zwischen dem Einsatz von Antacida und der Anwesenheit von H. pylori bei Patienten mit gastrointestinalem Ulkus ist von mehreren Forschern untersucht worden. In einer Studie [14] war die Erfassungsrate von H. pylori bei Patienten, die mit Antacida behandelt worden waren, niedriger als bei Patienten ohne diese Behandlung. Die Ergebnisse dieser und unserer eigenen Untersuchung [2] stehen im Gegensatz zu denen anderer [8, 9, 11], die keine Wirkung einer Antacidabehandlung auf die H. pylori-Kolonisation des Antrums gefunden haben. Wir glauben daher, daß Antacida allein nur eine schwache und kurzlebige Wirkung auf die Kolonisation und Aktivität von H. pylori im Magen haben. Wir fanden jedoch, daß die H. pylori-Infektion um 45 % verringert werden konnte [7], wenn Antacida mit zwei Antibiotika kombiniert verabreicht wurden. Ob dieses Resultat mit anderen Dosierungen verbessert werden kann, muß noch festgestellt werden.

ECP ist eines von mehreren toxischen Proteinen in Eosinophilen. Vorangegangene Untersuchungen haben bei Patienten mit einer Gastritis, die mit H. pylori in Zusammenhang stand, eine größere Infiltration und Degranulation von Eosinophilen als normal gezeigt [12]. Angeblich soll die Freisetzung von ECP aus Eosinophilen zu den entzündlichen Veränderungen bei der H. pylori-Gastritis beitragen. Wir konnten erstmalig eine deutliche Zunahme der ECP-Konzentration im Magensaft von H. pylori-positiven Patienten nachweisen [6]. Unsere Ergebnisse legen nahe, daß Antacida die intragastrische Konzentration von ECP nicht beeinflussen und daher vielleicht auch nicht die möglichen toxischen Wirkungen.

Die Phospholipase A_2-Aktivität im Magensaft wurde bestimmt, weil eine in-vitro-Studie angab, daß H. pylori von Patienten mit Gastritis Phospholipase A_2 in Mengen produzierten, die ein ansehnliches Quantum Phospholipide metabolisieren könnten [13]. Phospholipide sind klebrige Substanzen, die die Schleimhaut bedecken und schützen. In zwei Untersuchungen fanden wir nach Antacidagaben erhöhte Mengen Phosphatidylcholin im Magensaft [6, 15]. Wenn H. pylori diese schützenden Substanzen metabolisiert, könnte dieser Mechanismus zur Induktion gastrischer Ulzerationen beitragen. In einer andern, noch unveröffentlichten Studie fanden wir eine signifikant höhere Phospholipase A_2-Aktivität im Magensaft von Patienten mit aktivem Duodenalulkus als bei Patienten, deren Ulkus durch die Beseitigung von H. pylori geheilt worden war. In der gegenwärtigen Untersuchung zeigten die Antacida die Tendenz, die Phospholipase A_2-Aktivität im Magensaft zu verringern. Die Wirkung war statistisch jedoch nicht signifikant. Die ulkusheilende Wirkung von Antacida kann also nicht der Unterdrückung der Phospholipase A_2-Aktivität im Magensaft zugeschrieben werden.

Urease wird in allen wilden H. pylori-Stämmen beobachtet. Durch die Produktion von Ammoniak alkalisiert sie die saure Umgebung und ermöglicht so dem H. pylori das Überleben. Die hohe Ureaseaktivität ist also ein essentielles Produkt des Bakteriums. Sie ist für die Epithelzellen des menschlichen Magens toxisch und verursacht eine intrazelluläre Vakuolisierung. Ureaseinhibitoren können möglicherweise Schleimhautschäden verringern, und die Inhibition der Ureaseaktivität von H. pylori könnte therapeutisch von Bedeutung sein.

Die Suppression der Ureaseaktivität und eventuell auch weiterer zytotoxischer Produkte des H. pylori durch die Antacida könnte also einen Mechanismus darstellen, mit dessen Hilfe aluminiumhydroxidhaltige Antacida die Heilung des gastrointestinalen Ulkus fördern, obwohl sie allein H. pylori nicht beseitigen.

Diskussion

Frage:
Gibt es Interaktionen zwischen Antacida und dem ^{14}C-Atemtest? Könnte das der Grund dafür sein, daß Sie erst nach 10 Minuten Ergebnisse erhalten?

Antwort Prof. Berstad:
Antacida stören offensichtlich die Aktivität der Ureaseenzyme. Der genaue Mechanismus ist nicht bekannt, aber möglicherweise inhibieren sie die Enzyme oder binden sich an sie.

Frage:
Kennen Sie den Mechanismus, der den Interaktionen zwischen Antacida und H. pylori zugrundeliegt?

Antwort Prof. Berstad:
Ich vermute, daß Antacida das Bakterium auf ähnliche Weise angreifen wie Wismut, da die Aluminium-Ionen der Antacida wahrscheinlich auf ähnliche Weise wirken wie die Wismut-Ionen. Die Al-Ionen durchdringen die Mukusschicht und können so mit dem Bakterium in Kontakt kommen.

Frage:

Ich glaube, wenn Sie in Ihren Untersuchungen zwei Antibiotika ohne Antacida benutzt hätten, wäre eine Eradikationsrate von 50 % erreicht worden. Deshalb nehme ich an, daß Antacida für den Therapieerfolg in dieser Studie ohne Bedeutung sind.

Antwort Prof. Berstad:

Ich habe nicht bewiesen, daß bei der Kombination von Antacida mit zwei Antibiotika die Antacida selbst einen Effekt auf die Eradikation ausüben. Ich glaube jedoch nicht, daß Sie mit der Kombination von Tetracyclin und Metronidazol eine Eradikationsrate von 50 % erreichen können.

Literaturverzeichnis

1 ANDERSEN LP. Cytoprotective agents and C. pylori associated acid peptic diseases. Scand J Gastroenterol 1988; 23 (Suppl 142): 110 – 113.

2 BERSTAD A, ALEXANDER B, WEBERG R, SERCK-HANSSEN A, HOLLAND S, HIRSCHOWITZ BI. Antacids reduce Campylobacter pylori colonization without healing the gastritis in patients with nonulcer dyspepsia and erosive prepyloric changes. Gastroenterology 1988; 95: 619 – 624.

3 BERSTAD K, WILHELMSEN I, BERSTAD A. Biometric evaluation of gastric urease activity in man. Scand J Gastroenterol; in publication.

4 BERSTAD K, BERSTAD A. Prompt suppression of Helicobacter pylori urease by antacids. Zur Publikation eingereicht.

5 BERSTAD K, WEBERG R, BERSTAD A. Suppression of gastric urease activity by antacids. Scand J Gastroenterol 1990; 25: 496 – 500.

6 BERSTAD K, BERSTAD Jr A, SJÖDAHL R, WEBERG R, BERSTAD A. Eosinophil cationic protein and phospholipase A2-activity in gastric juice from healthy subjects. Scand J Gastroenterol; in publication.

7 BERSTAD K, WEBER R, BERSTAD A. Effect of antacids, oxytetracycline, and metronidazole in Helicobacter pylori infection. Zur Publikation eingereicht.

8 GRAHAM DY, KLEIN PD, OPEKUN AR, SMITH KE, POLASANI RR, EVANS DJ, EVANS DG, ALPERT LC, MICHALETZ PA, YOSHIMURA HH, ADAM E. In vivo susceptibility of Campylobacter pylori. Am J Gastroenterol 1989; 84: 233 – 238.

9 HIRSCHL AM, HENTSCHEL E, SCHUTZE K, NEMEC H, POTZI R, GANGL A, WEISS W, PLETSCHETTE M, STANEK G, ROTTER L. The efficacy of antimicrobial treatment in Campylobacter pylori-associated gastritis and duodenal ulcer. Scand J Gastroenterol 1988; 23 (Suppl 142): 76 – 81.

10 HIRSCHL A, STANEK G, POTZI R, ROTTER M, WENDE L. Die Empfindlichkeit von Campylobacter pyloridis gegenüber antimikrobiellen Chemotherapeutika und Ulcustherapeutika. Z Antimikr Antineoplast Chemother 1986; 4: 45 – 49.

11 MADSEN JE, VETVIK K, AASE S. Helicobacter pylori and chronic active inflammation of the duodenum and stomach in duodenal ulcer patients treated with ranitidine, misoprostol, or an acid-neutralizing agent. Scand J Gastroenterol 1991; 26: 465 – 470.

12 MCGOVERN TW, TALLEY NJ, KEPHART GM, CARPENTER HA, GLEICH GJ. Eosinophil infiltration and degranulation in Helicobacter pylori-associated chronic gastritis. Dig Dis Sci 1991; 36: 435 – 440.

13 RAEDSCH R, STIEHL A, POHL S, PLACHKY J. Quantification of phospholipase A2-activity of Campylobacter pylori. Gastroenterology 1990; 96: A404.

14 TALWAR T, LEVENDOGLU H. Detection of Campylobacter pyloridis in tissue from gastric ulcer margins and correlation with findings in gastritis. Gastroenterology 1987; 92: A1664.

15 WEBERG R, BERSTAD K, BERSTAD A. Acute effects of antacids on gastric juice components in duodenal ulcer patients. Eur J Clin Invest 1990; 20: 511 – 515.

Gastro-esophageal reflux disease: How effective are antacids?

M. Wienbeck, P. Korda, W. Schmidbaur

III. Medizinische Klinik, Zentralklinikum Augsburg

Abstract

In gastro-esophageal reflux disease the levels of the normally acceptable physiological reflux are exceeded, leading to endoscopically detectable changes in the epithelium or to inflammation. This may be due to a disfunction of the esophageal sphincter exacerbated itself by the excessive reflux. Recent studies have shown that antacids can cause a significant improvement of the symptoms, equivalent to that induced by H_2-receptor antagonists. It is not clear if this improvement is due to a cleaning effect by swallowing the antacids or to a change in gastric pH, since many patients take antacids only when needed. Few systematic studies have been carried out so far.

Gastroösophageale Refluxkrankheit: Was leisten Antacida?

M. Wienbeck, P. Korda, W. Schmidbaur

III. Medizinische Klinik, Zentralklinikum Augsburg

Zusammenfassung

Eine gastroösophageale Refluxkrankheit liegt vor, wenn die Rate des normalerweise als physiologisch akzeptierten Refluxes überschritten wird und es zu endoskopisch nachweisbaren Veränderungen oder Entzündungen des Epitheliums kommt. Diese Symptome können auf eine Schwäche des Ösophagussphinkters zurückgeführt werden, die ihrerseits durch exzessiven Reflux verstärkt wird. Neuere Untersuchungen haben gezeigt, daß Antacida die Symptome ebenso bessern können wie H_2-Rezeptorantagonisten. Inwieweit diese Verbesserung auf einer Reinigung durch das Schlucken der Antacida oder auf der Veränderung des pH-Wertes im Magen beruht, ist noch nicht bekannt, da viele Patienten Antacida nur nach Bedarf einnehmen und bisher wenige systematische Untersuchungen durchgeführt worden sind.

Definitionen

Unter gastroösophagealem Reflux wird jede Art von Rückfluß aus dem Magen in die Speiseröhre verstanden, unabhängig davon, ob er Symptome verursacht oder nicht. Innerhalb bestimmter Grenzen ist er als physiologisch zu bezeichnen. Gastroösophageale Refluxkrankheit bedeutet gastroösophagealen Reflux, der Symptome verursacht [16]. In den meisten Fällen sind die Häufigkeit und insbesondere die Dauer des Rückflusses hierbei größer als beim „physiologischen" Reflux.

Refluxösophagitis bezeichnet die zahlenmäßig wesentlich kleinere Gruppe der Refluxkranken, die zusätzlich Entzündungszeichen in der Speiseröhre aufweisen. Unter klinischen Gegebenheiten spricht man von einer Refluxösophagitis nur, wenn sich endoskopisch Epitheldefekte nachweisen lassen. Diese werden nach SAVARY und MILLER heute nicht nur in Zentraleuropa, sondern zunehmend auch weltweit in vier Schweregrade eingeteilt [10] (Abb. 1).

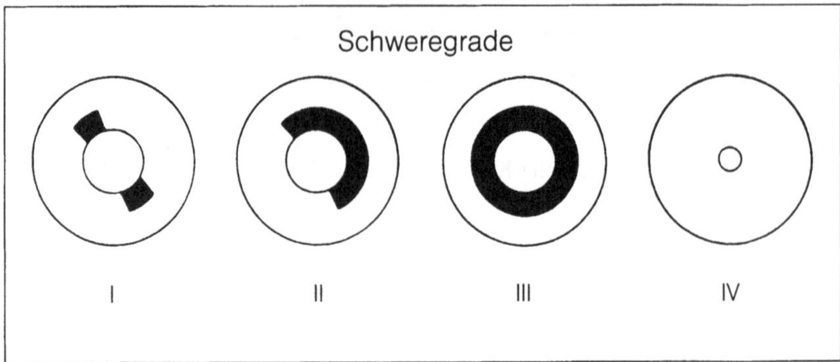

Abb. 1: Endoskopischer Aspekt peptischer Ösophagusläsionen

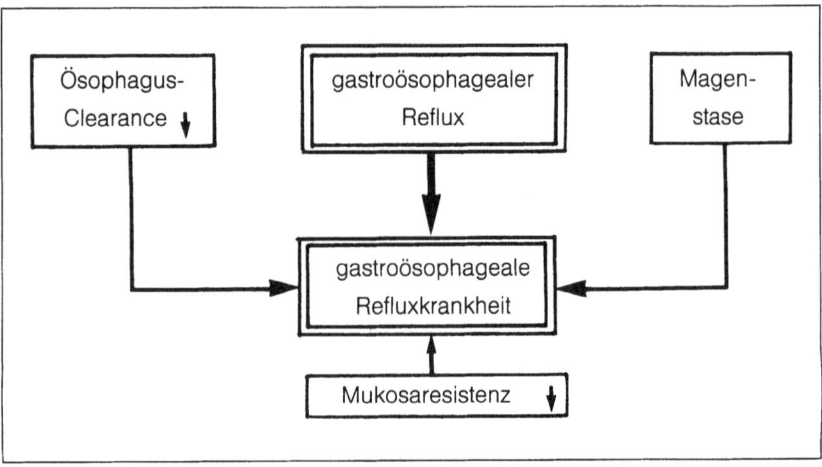

Abb. 2: Schematische Darstellung der pathogenetischen Faktoren bei der Entwicklung einer gastroösophagealen Refluxkrankheit

Pathophysiologie

Gastroösophageale Refluxkrankheit setzt aggressiven gastroösophagealen Reflux voraus. Dieser kann bei einem schlußunfähigen unteren Ösophagussphinkter, bei einem zu schwachen Sphinkterschluß und – zahlenmäßig am häufigsten – bei einer Erschlaffung des unteren Ösophagussphinkters zur Unzeit, d. h. außerhalb des Schluckaktes, entstehen. Begünstigend wirken

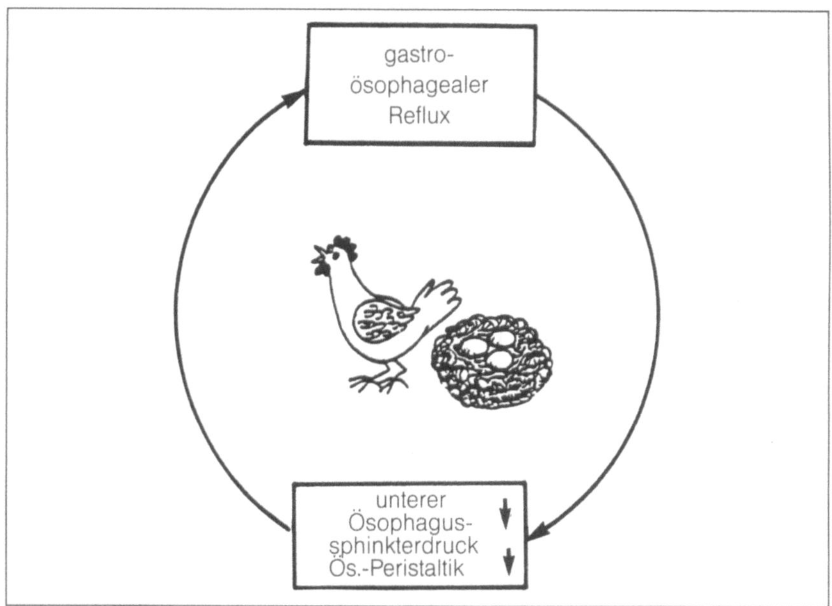

Abb. 3: Illustration zur gegenseitigen Beeinflussung der verschiedenen phathogenetischen Faktoren bei der Refluxösophagitis nach Art eines Circulus vitiosus

zusätzlich eine gestörte Selbstreinigung der Speiseröhre, Störungen bei der Magenentleerung und – bisher unzureichend analysiert – eine herabgesetzte Widerstandsfähigkeit der Speiseröhrenschleimhaut (Abb. 2). Wenn ein pathologischer gastroösophagealer Reflux vorhanden ist, kann dieser die Verschlußkraft im unteren Ösophagussphinkter und auch die Ösophagusmotorik ungünstig beeinflussen und so einen Circulus vitiosus in Gang setzen (Abb. 3) [15].

Symptomatik

Häufiges Symptom der gastroösophagealen Refluxkrankheit und der Refluxösophagitis ist das Sodbrennen (Abb. 4). Von der Vielzahl der Refluxsymptome konnten aber im Vergleich zu Patienten mit normaler Ösophagus-pH-Metrie nur die Säureregurgitation und das Sodbrennen als statistisch signifikante Erscheinungsmerkmale bei Patienten mit pathologischer Ösophagus-pH-Metrie nachgewiesen werden [8].

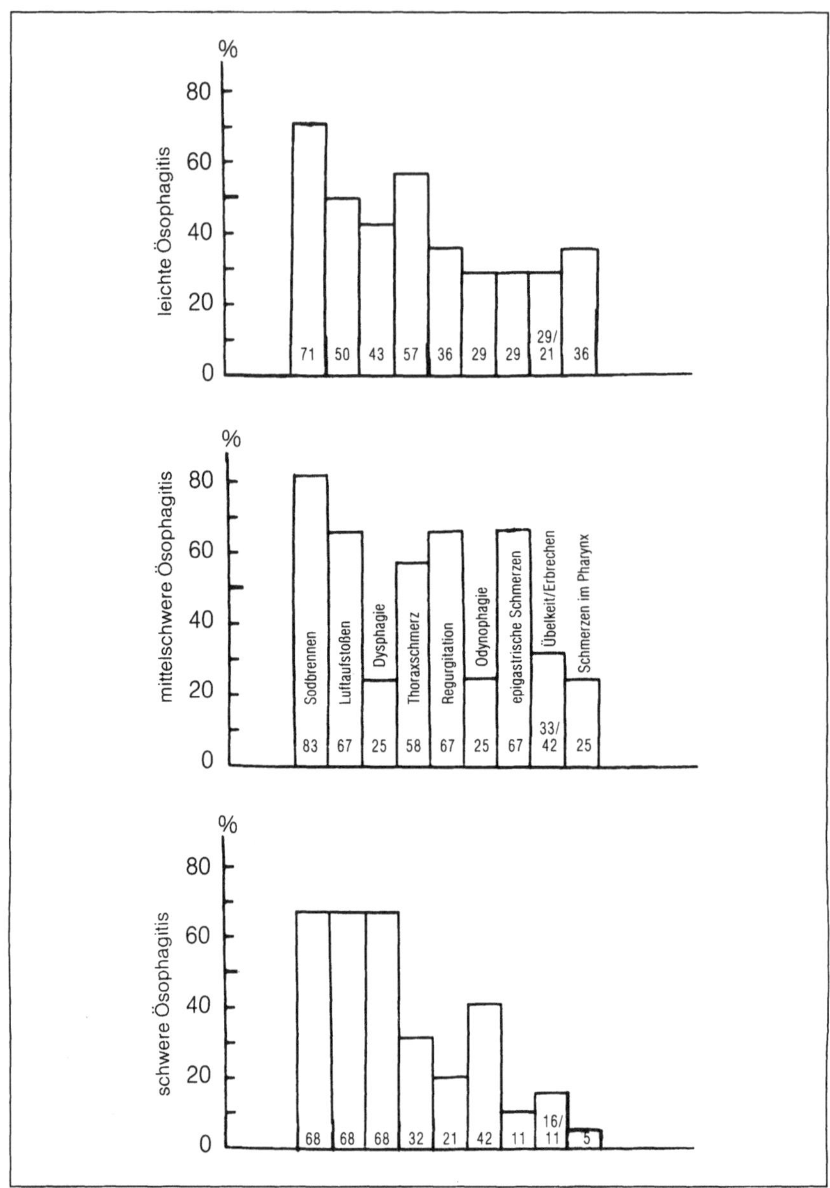

Abb. 4: Prozentuale Häufigkeit der Symptome in Abhängigkeit vom Schweregrad der Refluxösophagitis (n = 45)

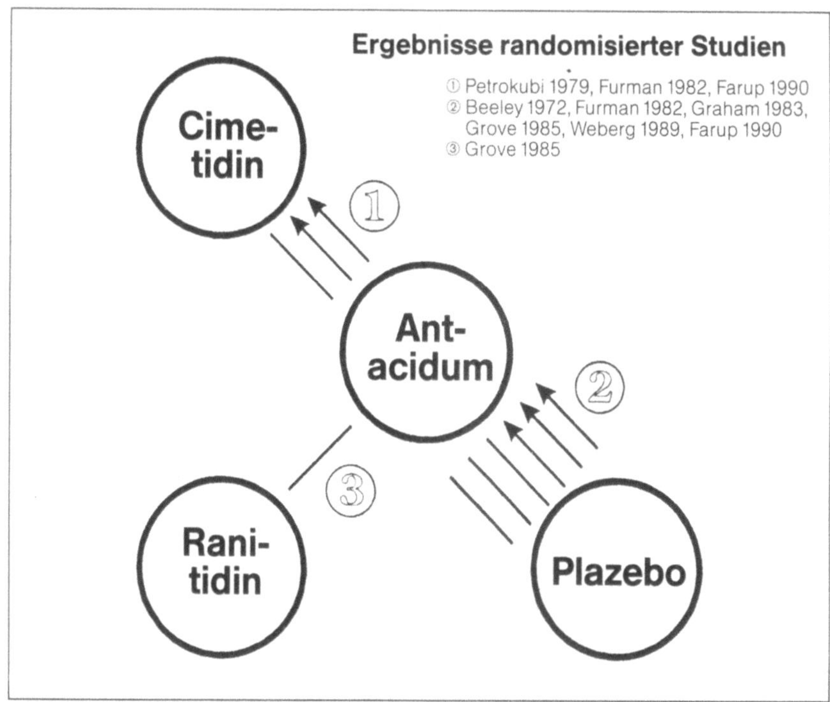

Abb. 5: Wirksamkeit von Antacida verglichen mit H_2-Blockern bzw. Plazebo bei Refluxsymptomen

Therapie

1. Symptome

Den Patienten interessiert verständlicherweise in erster Linie, ob seine Beschwerden gebessert oder möglichst sogar beseitigt werden können. Dem behandelnden Arzt ist außerdem an der Ausheilung der Läsionen der Reflux-ösophagitis unter der Vorstellung gelegen, daß damit die Entwicklung von Spätfolgen und Komplikationen der Refluxkrankheit vermieden werden.

Obwohl Antacida bereits von mehreren Generationen Refluxkranker mit oder ohne ärztliche Kontrolle angewendet wurden, gibt es bis heute nur wenige kontrollierte Untersuchungen zur Effektivität der Antacida bei der Behandlung des Leidens (Abb. 5). 1972, 1982 und 1983 zeigten drei kontrollierte Untersuchungen, daß sich unter der Einnahme von Antacida zwar die Symptome der Refluxkranken gegenüber der Ausgangssituation besserten [1, 3, 4], der Effekt

Tab. 1: Antacida bei Refluxkrankheit

> **Mögliche Wirkungsmechanismen**
>
> - Minderung der Azidität des Refluates
>
> - Erhöhung des Druckes im unteren Ösophagussphinkter
>
> - Bindung/Inaktivierung von Pepsin, Gallensäuren und Lysolezithin
>
> - Zytoprotektion
>
> - Spüleffekt

Tab. 2: Antacida bei Refluxkrankheit

> **Vorschläge für bessere Studien**
>
> Akutstudien
>
> - Niedrige vs. hohe Pufferkapazität
> - Kontrollen: Plazebo, Cisaprid, Sucralfat
>
> Langzeitstudien:
>
> - Dosierung ad libitum vs. fixer Dosierung
> - Kontrolle: Cisaprid

jedoch nicht signifikant unterschiedlich von dem eines Plazebos war. Die neueingeführten H_2-Rezeptorantagonisten waren meistens wirksamer als die Antacida. Erst Ende der 80er Jahre zeigten drei skandinavische Studien, daß zunächst unter hoher Dosierung eines Antacidums, später auch unter einer niedrigen Dosis von nur 120 mval Säurebindungskapazität pro Tag, Antacida die Refluxsymptomatik stärker besserten als Plazebo [2, 5, 14]. Die symptomatische Wirksamkeit war mit der eines H_2-Rezeptorantagonisten vergleichbar. Ein Effekt trat bereits nach zweiwöchiger Therapie ein.

2. Läsion (Ösophagitis)

Auch die Ösophagitis bessert sich nach den Ergebnissen der meisten Untersuchungen unter der Einnahme von Antacida, allerdings nicht mehr als unter der Einnahme von Plazebo. In keiner Studie konnte nachgewiesen werden, daß Antacida hinsichtlich der Heilung der Ösophagusläsionen einer Plazebomedikation überlegen sind [9]. Dieses Behandlungsziel sollte daher heute bei nachgewiesener Ösophagitis mit wirksameren Therapeutika angegangen werden.

3. Antacidum und Alginsäure

Alginsäure bildet im sauren Milieu des Magens eine visköse Schaumkrone, die sich nach physikalischen Vorstellungen wie ein Pfropf vor die Kardia setzt und damit zusätzlich mechanisch einem gastroösophagealen Reflux entgegenwirken soll. Mehrere Studien, vorwiegend aus den 70er Jahren, zeigten, daß eine galenische Mischung aus Alginsäure und einem schwachen Antacidum einer Plazebomedikation hinsichtlich der Refluxsymptomatik überlegen sein kann und sogar wirksamer sein kann als eine Antacidummedikation [13]. Etwa die Hälfte der Untersucher konnte diesen Effekt jedoch nicht nachweisen. Inzwischen sind auch Alginsäurepräparate mit einer höheren Säurebindungskapazität entwickelt worden. Die Substanzen sind bisher jedoch noch nicht kontrolliert gegenüber Plazebo getestet. Da die Schaumentwicklung im Magen ein saures Milieu voraussetzt, sind Zweifel angebracht, ob stärkere Säurebindung für das Wirkprinzip der Alginsäure von Vorteil ist.

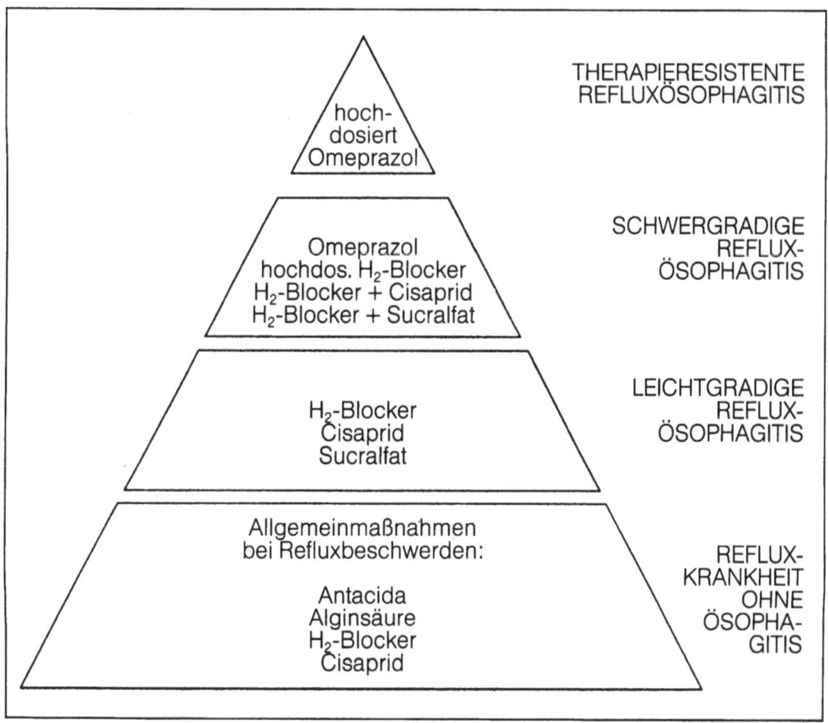

Abb. 6

Generell kommt bei den Alginsäurepräparaten als Problem hinzu, daß sie bei einem längeren Verweilen in der Mundhöhle den Zahnschmelz angreifen können [7]. Flüssige Formulierungen und anschließendes Spülen des Mundes sind daher der Anwendung von Kautabletten vorzuziehen.

Potentielle Wirkungsmechanismen der Antacida

Die möglichen Wirkungsmechanismen der Antacida finden sich in Tab. 1. Zweifelsohne besteht der wichtigste Effekt der Antacida in einer Minderung der Aggressivität des Refluates des Magens. Widersprüchlich sind bisher die Ergebnisse zur möglichen Verbesserung des Verschlußdruckes im unteren Ösophagussphinkter durch Antacida. Nachgewiesen wurden eine Adsorption und z. T. auch eine Inaktivierung von Pepsin, Gallensäuren und Lysolecithin durch Antacida [6]. Ob dies allerdings therapeutisch bei der Refluxkrankheit von Bedeutung ist, muß dahingestellt bleiben. Gleiches gilt für den möglicherweise günstigen Effekt im Sinne einer sogenannten Zytoprotektion [12]. Zweifelsohne erreichen Antacida mit dem Einschlucken in die Speiseröhre einen gewissen Spüleffekt, solange sie der Schwerkraft folgend zum Magen fließen können. Ob dieser Spüleffekt jedoch über den einer einfachen Flüssigkeit und den von Speichel [11] hinausgeht, bleibt derzeit ungeklärt.

Therapiekosten

Nach wie vor sprechen die Zahlen aller Erhebungen dafür, daß Antacida die am häufigsten verschriebenen Medikamente bei der gastroösophagealen Refluxkrankheit sind. Dieses Faktum wird noch deutlicher, wenn die nicht ärztlich verschriebenen Medikamente, die sogenannten OTC-Pharmaka, mit eingeschlossen werden. Trotzdem liegen die aufgewendeten Kosten für Antacida nach allen vorliegenden Erhebungen deutlich unter denen für H_2-Rezeptorantagonisten und neuerdings auch unter denen für Protonenpumpenhemmer. Obwohl die mit Säurehemmern behandelten Patienten nicht direkt mit der Antacidatherapiegruppe vergleichbar sind, denn H_2-Rezeptorantagonisten und Protonenpumpenhemmer werden in erster Linie bei Patienten mit Ösophagusläsionen (Refluxösophagitis) angewandt, sprechen die vorliegenden Zahlen dafür, daß in praxi die Antacida eine recht preiswerte Form der medikamentösen Behandlung bei der einfachen gastroösophagealen Refluxkrankheit sind.

Zukünftige Therapiestudien

Nicht nur die Zahl der bisherigen Therapiestudien bei der gastroösophagealen Refluxkrankheit läßt zu wünschen übrig, sondern auch deren Qualität, wenn man die Studien mit groß angelegten Therapiestudien vergleicht, wie sie mit H_2-Rezeptorantagonisten, motilitätswirksamen Pharmaka und Protonenpumpenhemmern durchgeführt wurden. In Anbetracht der Häufigkeit der praktischen Anwendung von Antacida bei der gastroösophagealen Refluxkrankheit sind daher bessere Therapiestudien zu fordern (Tab. 2). Dabei sollte klar zwischen Akutbehandlung und Langzeittherapie unterschieden werden. Da bei der Akutbehandlung gewöhnlich auch Plazebo einen Effekt erbringt, sind hier nach wie vor plazebokontrollierte Untersuchungen angezeigt und auch ethisch vertretbar. Andererseits wird es bei einer Langzeittherapie heute kaum gelingen, Patienten mit Plazebo zufriedenzustellen. Da die wichtigste Zielgruppe der Antacidatherapie Patienten mit Refluxbeschwerden ohne Ösophagitis und allenfalls solche mit leichteren Formen der Refluxösophagitis sind, bietet sich hier als Vergleichsmedikation Cisaprid an; Cisaprid hat sich bei dieser Indikation bewährt. Da in praxi die Antacida von den wenigsten Patienten regelmäßig eingenommen werden, sondern eher nach Bedarf, d. h. beim Auftreten von Refluxsymptomen, ist eine vergleichende Untersuchung über eine Langzeitbehandlung mit Antacida unter fixer Dosierung gegenüber einer Bedarfsapplikation dringend wünschenswert.

Schlußfolgerung

Trotz der wenigen vorliegenden Fakten haben Antacida nach wie vor einen festen Platz bei der Behandlung der gastroösophagealen Refluxkrankheit. Diese Hypothese wird insbesondere durch die Tatsache untermauert, daß Antacida auch heute noch die am häufigsten von Patienten gewählten Pharmaka zur Besserung ihrer Refluxsymptome sind. Ob dabei eine fixe Dosierung einer Anwendung nach Bedarf vorzuziehen ist, bedarf der Klärung durch prospektive Studien. Natürlich können Antacida auch zur symptomatischen Besserung bei endoskopisch nachgewiesener Refluxösophagitis verwendet werden. Der Arzt wird jedoch in dieser Situation vorzugsweise Medikamente verschreiben, die sich in kontrollierten Studien auch als wirksam zur Besserung und Beseitigung von Läsionen erwiesen haben (Abb. 6).

Diskussion

Frage:
Wie häufig sind die verschiedenen Stadien der Refluxösophagitis, treten leichte Stadien häufiger auf als schwere?

Antwort Prof. Wienbeck:
Zweifellos überwiegen Patienten mit Refluxbeschwerden ohne Ösophagitis.

Frage:
In der Studie von Graham hat man die Patienten nach Stadien unterteilt. Ist diese Einteilung auch in anderen Studien vorgenommen worden?

Antwort Prof. Wienbeck:
In den meisten Studien sind zu niedrige Antacidadosen eingesetzt worden. Sie konnten nur die Symptome beeinflussen, nicht aber die Ösophagitis. Aus den Omeprazolstudien haben wir gelernt, daß bei der Refluxösophagitis eine sehr enge Beziehung zur Magensäure besteht. Therapeutisch gilt: je mehr Säure man entfernt, desto besser. Wenn wir mit Omeprazol konkurrieren und die Reflux-ösophagitis mit Antacida behandeln wollen, müssen wir sehr große Mengen einsetzen. Aus diesem Grunde sollten wir meiner Meinung nach Antacida nur zur Behandlung niedrigerer Stadien oder zur sofortigen Linderung von Sympto-men, also bei Bedarf, einsetzen.

Frage:
Omeprazol darf in den USA nur maximal acht Wochen lang gegeben werden. Setzen wir es aber ab, kommt der Patient bald zurück und möchte es wieder verordnet haben. Wir dürfen es ihm nicht geben, denn beim Auftreten von Pro-blemen würden wir jeden Prozeß vor Gericht verlieren. Wie lange darf man Omeprazol in Deutschland geben?

Antwort Prof. Wienbeck:
Auch in Deutschland darf Omeprazol nur acht Wochen verabreicht werden. Eine Zulassung für die Langzeitbehandlung der Refluxösophagitis steht aber bevor.

Frage:
Wenn keine Korrelation zwischen der Symptomatologie und dem Schweregrad besteht, dann stellt sich die Frage: Woran soll man sich orientieren? Der Patient

ist in erster Linie an der Symptomfreiheit interessiert und nicht am Stadium 1 oder 2. Auch eine Refluxösophagitis im Stadium 1 kann Symptome verursachen, die mit Antacida oder Cisaprid nicht beherrschbar sind. Dann müssen Sie zu stärkeren Mitteln greifen.

Antwort Prof. Wienbeck:
Es ist sicher sinnvoll, mit einem schwächeren Mittel anzufangen und mit der Physiologie nicht mehr zu interferieren als unbedingt notwendig.

Frage:
Wie weit kann man mit Antacida überhaupt gehen? Dazu müßten wir eine Studie unter der Fragestellung durchführen: Wie zufrieden sind Patienten in verschiedenen Stadien der Refluxösophagitis, die mit Antacida behandelt werden? Dadurch werden sich die Grenzen der Antacida austitrieren lassen.

Antwort Prof. Wienbeck:
Das ist für die nachgewiesene Refluxösophagitis richtig. Tatsache ist allerdings, daß die Mehrzahl der Menschen, die an Refluxbeschwerden leiden, keine Ösophagitis haben und oft nicht einmal wissen, daß sie unter Refluxsymptomen leiden.

Literaturverzeichnis

1 BEELEY M, WARNER JO. Medical treatment of symptomatic hiatus hernia with low-density compounds. Curr Med Res Opin 1972; 1: 63 – 69.
2 FARUP PG, WEBERG R, BERSTAD A, WETTERHUS S, DAHLBERG O, DYBDAHL J, FYLLINGEN G, KANNELONNING KS, LANGE OJ. Low-dose antacids versus 400 mg cimetidine twice daily for reflux esophagitis; a comparative, placebo-controlled, multicentre study. Scand J Gastroenterol 1990; 25: 315 – 320.
3 FURMAN D, MENSH R, WINAN G, MARIGNANI P, MCKINLEY M, DUBOVIK S, MCCALLUM RW. A double-blind trial comparing high dose liquid antacid to placebo and cimetidine in improving symptoms and objective parameters in gastroesophageal reflux. Gastroenterology 1982; 82 (abstract): 1062.
4 GRAHAM DY, PATTERSON DJ. Double-blind comparison of liquid antacid and placebo in the treatment of symptomatic reflux esophagitis. Dig Dis Sci 1983; 28: 559 – 565.
5 GROVE O, BEKKER C, JEPPE-HANSEN MG, KARSTOFT E, SANCHEZ G, AXELSSON CK, OVERGARD NIELSEN H, ANDERSEN B, RASK-MADSEN J. Ranitidine and high-dose antacid in reflux esophagitis; a randomized, placebo-controlled trial. Scand J Gastroenterol 1985; 20: 457 – 461.

6 GUTHAUSER UJ, HÄCHI WH. Bindung von Gallensalzen und Lysolecithin in physiologischen Medien durch verschiedene Antacida. Schweiz Med Wochenschr 1987; 117: 322 – 327.

7 HOLTERMÜLLER KH, WIENBECK M. Filmbildner. In: BLUM AL, SIEWERT JR (Hrsg.). Refluxtherapie. Springer: Berlin, Heidelberg, New York 1981: 166 – 169.

8 KLAUSER AG, SCHINDLBECK NE, MÜLLER-LISSNER SA. Symptoms in gastro-esophageal reflux desease. Lancet 1990; 335: 205 – 208.

9 KOELZ HR. Treatment of reflux esophagitis with H2-blockers, antacids and prokinetic drugs; an analysis of randomized clinical trials. Scand J Gastroenterol 1989; 24 (Suppl 156): 25 – 36.

10 SAVARY M, MILLER J. Der Ösophagus. Gassmann: Solothurn 1977.

11 SONNENBERG A, STEINKAMP U, WEISE A, BERGES W, WIENBECK M, ROHNER HG, PETER P. Salivary secretion in reflux esophagitis. Gastroenterology 1987; 83: 889 – 895.

12 TARNAWSKI A, HOLLANDER D, GERGEL H. Antacids: new perspectives in cytoprotection. Scand J Gastroenterol 1990; 25(Suppl 174): 9 – 14.

13 TYTGAT GNJ, NIO CY. The medical therapy of reflux esophagitis. Bailliere's Clin Gastroenterol 1987; 1: 791 – 807.

14 WEBERG R, BERSTAD A. Symptomatic effect of a low-dose antacid regimen in reflux esophagitis. Scand J Gastroenterol 1989; 24: 401 – 406.

15 WIENBECK M, BERGES W. Pathophysiologie, Klinik und rationelle Diagnostik der gastroösophagealen Refluxkrankheit und der axialen Hiatushernie. Langenbecks Arch Chir 1987; 372: 527 – 533.

16 WIENBECK M. Entzündliche Erkrankungen der Speiseröhre. In: GOEBELL H (Hrsg.). Gastroenterologie. Urban & Schwarzenberg: München, Wien, Baltimore 1992; 385 – 92.

Gastritis

S. E. Miederer

Medizinische Klinik des Ev. Johannes-Krankenhauses, Bielefeld

Abstract

The discovery of the central role of Helicobacter pylori as an etiological agent in gastritis, has led to a revised classification based on the etiopathogenesis of the disease. The Sidney classification takes account of histological as well as endoscopical findings. Many types of gastritis, previously classified as being different, are grouped together as HP-gastritis, which chronically may predispose to gastric cancer. Therapeutically, agents such as Bismuth appear to be successful to treat H. pylori. In isolated corpus gastritis (ICG), etiology is less obvious, though there appears to be an association with some autoimmune endocrinopathies, as well as a possible genetic predisposition. Therapeutically, treatment of the symptoms appears effective, using antacids, pancreas ferments and Vitamin B_{12}. In chemical gastritis, antacids or antacid-prostaglandin combinations appear effective. Many questions still remain open, and demand carefully controlled clinical studies.

Gastritis

S. E. Miederer

Medizinische Klinik des Ev. Johannes-Krankenhauses, Bielefeld

Zusammenfassung

Die Erkenntnis, daß Helicobacter pylori bei vielen Gastritiden nicht nur eine begleitende, sondern eine auslösende Rolle spielt, hat zu einer revidierten Klassifizierung dieser Krankheit auf der Grundlage der Ätiopathogenese geführt. Die Sidney-Klassifikation berücksichtigt sowohl histologische und histotopographische als auch endoskopische Erkenntnisse. Viele bisher als verschieden eingestufte Gastritiden werden wegen des vermutlich reizauslösenden Helicobacter pylori als HP-Gastritis zusammengefaßt. Sie stellt in ihrer chronischen Form eine Präkanzerose dar. Therapeutisch scheinen Präparate wie Wismut im Kampf gegen H. pylori erfolgreich zu sein. Die Ätiologie der isolierten Corpusgastritis (ICG) ist weniger einsichtig. Es scheint jedoch ein Zusammenhang mit einigen Autoimmun-Endokrinopathien zu bestehen, wie auch eine gewisse genetische Prädisposition. Grundsätzlich handelt es sich um eine Störung im zellulären Säurerückkoppelungsmechanismus, was die Krankheit zu einem interessanten Modell für das Studium der diesbezüglichen Biochemie macht. Therapeutisch können die Symptome erfolgreich mit Antacida, Pankreasfermenten und Vitamin B_{12} behandelt werden. Für die chemische Gastritis erweisen sich Antacida oder Antacida in Kombination mit Prostaglandinen als wirksam. Viele Fragen bleiben noch offen und erfordern sorgfältig kontrollierte klinische Studien.

Einleitung

Wurde noch bis vor einigen Jahren die akute von der chronischen Gastritis scharf getrennt [5], so ist dieses nach der neuesten Sydney-Klassifikation [11] der Gastritis nicht mehr möglich. Der Grund liegt in der zunehmenden Bedeutung des Helicobacter pylori, der sowohl eine akute Gastritis als auch akute Schübe bei einer chronischen Gastritis hervorrufen kann. Mehr als 80 % aller chronischen Gastritiden werden als Folge einer akuten Helicobacter pylori-

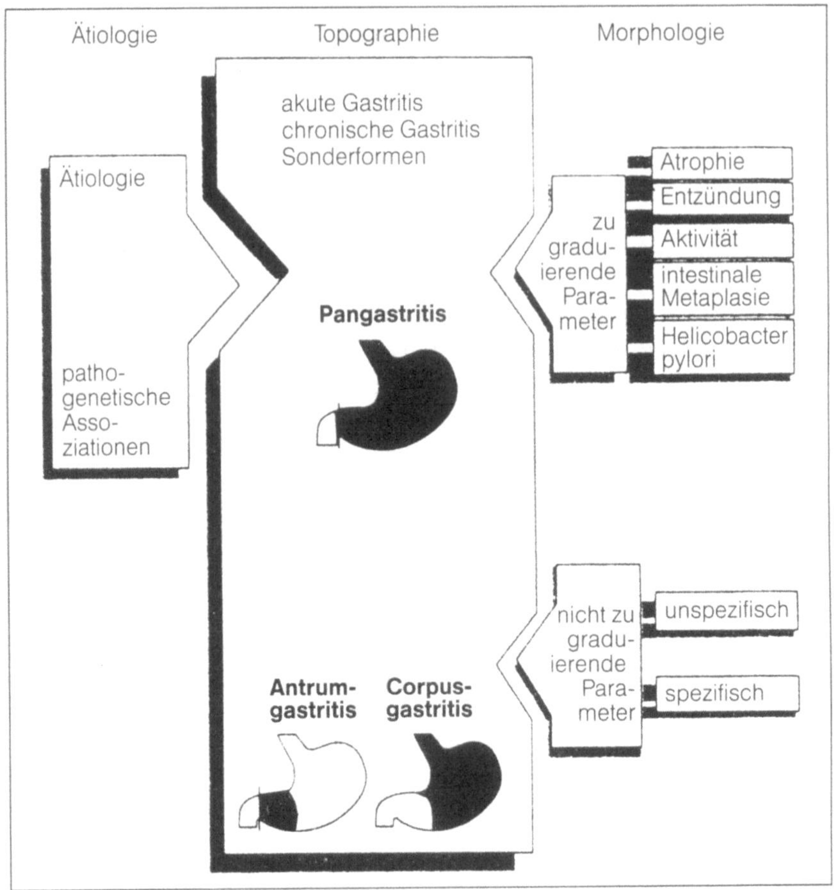

Abb. 1: Histologische Einteilung der Gastritisformen nach der Sydney-Klassifikation

Gastritis mit Keimpersistenz gedeutet. In Verbindung mit der immunologisch bedingten A-Gastritis und der durch Gallereflux bedingten C-Gastritits [11] ist man heute davon überzeugt, bei nahezu 100 % aller Gastritiden die Ätiopathogenese zu kennen [13]. Die moderne Einteilung geht demnach von der Ätiopathogenese aus.

Dennoch ist die chronische Gastritis für den Gastroenterologen noch immer eine magische Erkrankung. Viele haben sich mit diesem Krankheitsbild ausein-

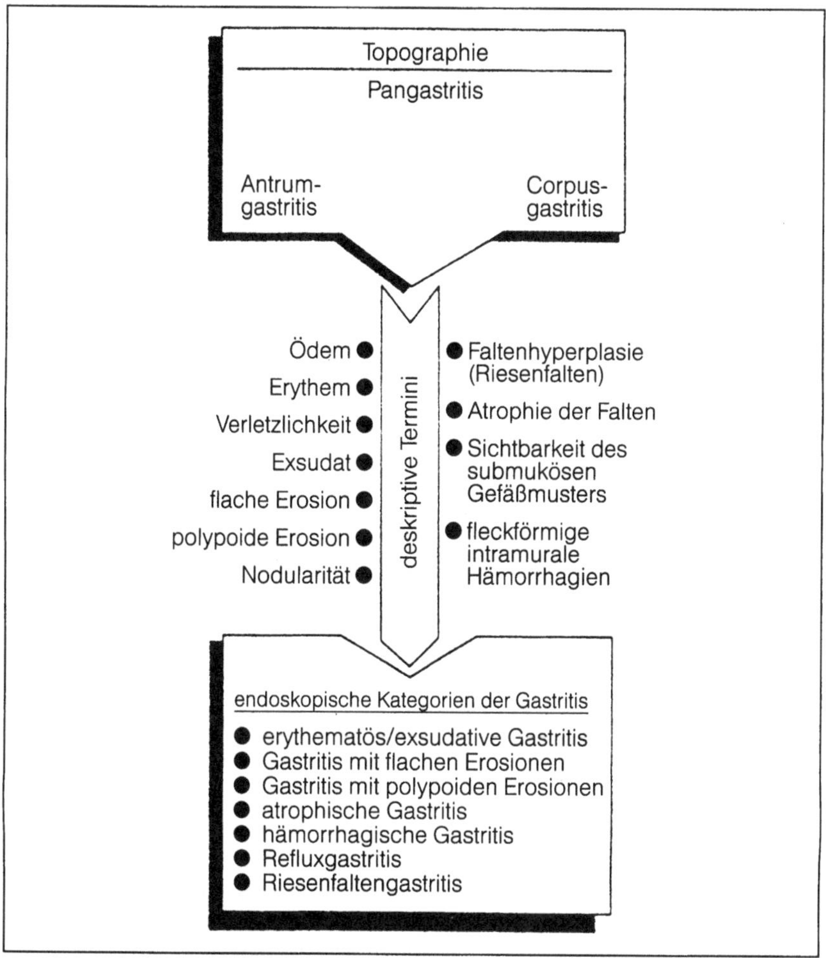

Abb. 2:   Endoskopische Einteilung der Gastritisformen nach der Sydney-
Klassifikation

andergesetzt und versucht, es zu begreifen. Zahlreiche neue Erkenntnisse
ändern jedoch nichts an dem 1934 von dem großen deutschen Gastroenterologen N. HENNING [3] geprägten Satz: „Der praktische Arzt kann die Diagnose
Gastritis in den allermeisten Fällen nicht mit Sicherheit stellen. Die Untersu-
chungstechnik ist für ihn längst zu kompliziert geworden. Die morphologische

Tab. 1: Klinische Einteilung der Gastritisformen

Formen	Typ A:	Autoimmungastritis der Corpus- und Fundusschleimhaut
	Typ B:	Bakteriell induzierte Gastritis (vor allem Helicobacter pylori–Gastritis)
	Typ C:	Chemisch induzierte Gastritis
Häufigkeit	Typ A:	3 – 5 %
	Typ B:	> 80 %
	Typ C:	6 – 7 %
	Sonderformen: ca. 0,5 – 1,5 %	
Pathogenese	Typ A:	Autoimmunerkrankung mit Autoantikörper gegen Parietalzellen (90 % der Fälle) und/oder Autoantikörper gegen Intrinsic factor (50 % der Fälle)
	Typ B:	Infektion der Magenschleimhaut mit Helicobacter pylori (H.p.), gramnegatives Bakterium mit hoher Ureaseaktivität ⇒ Schnellnachweisverfahren
	Typ C:	Chemisch induziert (NSAR oder Gallereflux)
Klinik der Typ B–Gastritis	– Schmerzen und Druckgefühl im Oberbauch – Nüchternschmerz – Postprandialschmerz – postprandiales Völlegefühl – Übelkeit – Brechreiz	
Komplikationen	• bei Typ A–Gastritis:	Perniziöse Anämie, deshalb "Perniziosa Typ"
	• bei Typ B–Gastritis:	chronische Erosionen pept. Ulkusleiden (20 – 30 %) Blutung aus Erosionen und/oder Ulzera Entwicklung von intestinaler Metaplasie mögliche Entwicklung eines Magen–Ca (präkanzeröse Kondition)
Diagnostik	• Gastroskopie + Biopsien mit Histologie (je zwei Partikel aus Antrum und Corpus) und Untersuchung auf H.p. (eine Biopsie aus dem Antrum für Erregernachweis in der Magenschleimhaut ⇒ Urease–Test/CLO–Test	
	• Mögliche Zusatzuntersuchung auf Autoantikörper gegen Parietalzellen bzw. Intrinsic factor sowie Bestimmung des Vitamin B_{12}-Spiegels	

Feststellung der Magenentzündung ist das Produkt von Methoden, die eine spezialistische Beschäftigung voraussetzen".

Bis zur Klärung der Bedeutung des Helicobacter pylori wurde die chronische Gastritis je nach Neigung und nach technischen Möglichkeiten als ein:

funktionsanalytisch erfaßbares,

planimetrisch darstellbares,

mathematisch kalkulierbares,

immunologisch bedeutendes

und endokrinologisch aktives Krankheitsbild beschrieben.

Damit kam man jedoch der Ätiopathogenese im wesentlichen nicht näher. Die Beschreibung von zwei histotopographisch definierten Gastritistypen und einem Mischbild (A, B, A + B) nach STRICKLAND war von diagnostischer, nicht aber von therapeutischer Bedeutung, da die Ätiopathogenese bei der B-Gastritis im wesentlichen unbekannt war. Lediglich die viel seltener auftretende Autoimmungastritis (A-Gastritis, isolierte Corpusgastritis) bleibt als pathophysiologisches Modell wertvoll [6].

Sydney-Klassifikation der Gastritis

Nach dieser 1990 eingeführten Klassifikation wird die Gastritis histologisch <u>und</u> endoskopisch beurteilt.

Histologische Kriterien:

Histologisch und histotopographisch unterscheidet man eine Pangastritis von einer Antrum- und einer Corpusgastritis (Abb. 1).

Die Pangastritis wird in ihrer Schwere nach Atrophie, Entzündung, Aktivität, intestinaler Metaplasie und Helicobacter pylori-Besiedelung graduiert. Eine Einteilung in leichte und schwere Oberflächengastritis und in Oberflächengastritis mit intestinaler Metaplasie findet nicht mehr statt. Dafür wird eine Graduierung in die Schweregrade 0 bis III vorgeschlagen. Parameter für die Stärke der Entzündung sind die Lymphozyten und Plasmazellen, für die Aktivität die neutrophilen Granulozyten und für die Helicobacter pylori-Besiedelung die Dichte der Keime.

Eine ähnliche Graduierung findet auch für die Antrum- und Corpusgastritis statt. Diese Formen haben aber offensichtlich nur dann eine klinische Bedeutung, wenn eine Atrophie vorliegt.

Endoskopische Kriterien:
Es werden sieben endoskopische Merkmale der Gastritis vorgeschlagen (Abb. 2):
erythematös/exsudative Gastritis,
Gastritis mit flachen Erosionen,
Gastritis mit polypoiden Erosionen,
atrophische Gastritis,
hämorrhagische Gastritis,
Refluxgastritis,
Riesenfaltengastritis.
Die Unterteilung in diese Gastritisformen wird endoskopisch durchgeführt, je nachdem, ob im Antrum eine ödematöse Verquellung der Schleimhaut, ein Erythem, eine vermehrte Verletzlichkeit, eine Exsudation, flache Erosionen, polypoide Erosionen oder Lymphfollikel (Gänsehautmukosa) vorliegen. Im Corpus sind die entscheidenden endoskopischen Kriterien Riesenfalten, Atrophie der Falten, Sichtbarkeit des submukösen Gefäßmusters und fleckenförmige intramurale Hämorrhagien. Da ein großer Teil dieser makroskopisch erkennbaren Veränderungen auf eine Helicobacter pylori-Besiedelung hinweist (flache Erosionen, polypoide Erosionen, Gänsehautmukosa, Riesenfalten usw.), soll dem endoskopierenden Arzt wieder die Verantwortung für die Gastritisdiagnose übergeben werden [14]. Dieses ist wegen der daraus erwachsenden therapeutischen Möglichkeiten wichtig. Wurde bis vor wenigen Jahren noch die Gastritisdiagnostik ganz in die Hände des Pathologen gelegt, so erwächst aus dieser Vorstellung eine erneute, sehr wahrscheinlich fruchtbringende Zusammenarbeit zwischen Gastroenterologen und Pathologen.
Die bisher in Deutschland verwendete Gastritiseinteilung steht zu der neuen Sydney-Einteilung nicht im Widerspruch. Die isolierte Corpusgastritis (Typ I oder A) [7] wird davon nicht berührt. Durch die Entdeckung des Helicobacter pylori wurde jedoch Klarheit über die Pathogenese der primären Antrumgastritis (pylorokardial expandierende Gastritis [8], Typ II- oder B-Gastritis) gewonnen. Die Typ C-Gastritis (chemisch induzierte Gastritis bei NSAR oder Gallenreflux) [2] kommt als neue, ätiopathogenetisch erklärbare Entität hinzu (Tab. 1). Sie ist im wesentlichen histologisch diagnostizierbar.

Diagnostik

Auf die Bedeutung der endoskopischen Kriterien wurde bereits hingewiesen. Die Gewebeentnahme und die histologische Untersuchung sind nicht mehr alleinige, sondern untermauernde diagnostische Kriterien. Hierbei wird nicht mehr zwischen Oberflächengastritis und atrophischer Gastritis unterschieden. Der Pathologe gibt die Informationen über Entzündungsgrad, Entzündungsaktivität und Dichte der Helicobacter pylori-Besiedelung in vier Schwerestufen (0 bis III) [13] an. Die Zukunft wird darüber Aufschluß geben, ob bei den genannten endoskopischen Kriterien der Helicobacter pylori-Gastritis in der klinischen Praxis zur Komplettierung der Diagnose der Urease-Schnelltest (CLO-Test) ausreicht.

Bei der exakten Diagnose der Autoimmungastritis (isolierte Corpusgastritis, Typ I, A-Gastritis) sind nach wie vor mehrere Biopsien aus der Corpus- und Antrumschleimhaut mit Nachweis der Atrophie in der Corpusschleimhaut notwendig. Wünschenswert wäre hier ein stufenbioptisches Vorgehen, um die Ausdehnung der Atrophie zu charakterisieren [6]. Mehr von wissenschaftlichem Interesse wären zusätzlich eine Magensekretionsanalyse mit Achlorhydrie, Antikörper gegen Belegzellen, Intrinsic-Faktor und Schilling-Test [6].

Die Diagnose der chemisch induzierten Gastritis (Gallenrefluxgastritis, Typ C-Gastritis) ist im wesentlichen auf anamnestische und endoskopische Befunde zurückzuführen [2]. Die Biopsie erfolgt hauptsächlich zum Ausschluß einer Helicobacter pylori-Infektion.

Klinik der chronischen Gastritiden

Helicobacter pylori-Gastritis

Im klinischen Gebrauch muß die Zahl der Synonyma dieser Gastritisform reduziert werden. Da durch den Helicobacter pylori die Ätiologie geklärt ist, sollte diese Gastritisform auch seinen Namen tragen. Begriffe wie pylocardial expandierende Gastritis [8], primäre Antrumgastritis [7], Typ II-Gastritis [7] und Typ B-Gastritis [14] sollten der Vergangenheit angehören. Auch die von CORREA 1980 [2] beschriebene hypersekretorische Gastritis dürfte ein Synonym für die Anfangsphase der HP-Gastritis sein [14]. Der Helicobacter pylori greift in dieser Phase in den pH-abhängigen Regulationskreislauf der Gastrinfreisetzung ein. Durch die Abgabe von Ammoniak bildet er einen alkalischen pH-Wert in der Mucus-Mukosa-Zwischenschicht und stimuliert dadurch die abhängige Gastrinfreisetzung. Eine Hypersekretion ist die Folge. Da eine Alkalisierung in der Zwischenschicht gleichzeitig die sehr wahrscheinlich prostaglandinabhängige Sekretion von Bikarbonat vermindert, kommt es zu einer Resistenzschwächung in umschriebenen Arealen. Erosionen sind die Folge. Diese heilen unter der Ausbildung von inkompletten oder kompletten intestinalen Metaplasien ab. Die daraus resultierende Verminderung der G-Zellzahl führt in der Folge zu einer verminderten Gastrinfreisetzung und Säuresekretion,

wie wir sie schon 1970 nachweisen konnten [8]. Unter dem fehlenden trophi-
schen Stimulus bildet sich die Belegzellmasse in der Magencorpusschleimhaut
zurück [15].

Daß bei dem gesamten Vorgang der Helicobacter pylori kein assoziierter, sondern ein induzierender Keim ist (Tab. 2) [13], konnte inzwischen in zahlreichen
epidemiologischen Untersuchungen, Selbstversuchen, lokalen und systemischen Immunreaktionen und elektronenmikroskopischen Untersuchungen nachgewiesen werden.

Unabhängig von diesen Erkenntnissen ist das schon vor Jahrzehnten beschriebene Beschwerdebild unverändert [5]. Völlegefühl, Blähungsneigung, Fett-,
Alkohol-, Nikotin und Gewürzunverträglichkeit sowie epigastrisches Druckgefühl sind die Hauptsymptome. Sie kommen jedoch nur bei einem Teil der infizierten Patienten vor und sind bei einer Patientengruppe mit normaler Schleimhaut nahezu ebenso oft vorhanden.

Als Begleiterkrankungen kommen häufiger Ulcera duodeni und Ulcera ventriculi vor. Während Ulcera duodeni in befallenen inkompletten gastralen Metaplasien des Bulbus duodeni auftreten, bestimmt die Grenze zwischen der
entzündlichen veränderten Antrumschleimhaut und der gesunden Corpusschleimhaut die Lage des Magengeschwürs im Bereich der kleinen Kurvatur.

Tab. 2: Beziehungen zwischen Heliobacter pylori (HP) Besiedelung sowie
Aktivität und Grad der Gastritis (n = 6 800)

Gastritis		Grad	Aktivität	HP–Dichte (0–III)
B Antrum		+++	+++	+++
Corpus		++	++	+++
Therapie	W, AnB	+∇	+++∇	+++∇
	H$_2$B, AnA	–	–	–
A C Riesenfalten		+++		(I)/
Erosionen		+++	+++	+++

Grad: Lymphozyten– und Plasmazellenzahl
Aktivität: Neutrophile Granulozytenzahl
nach Stolte [15]

W = Wismut, AnB = Antibiotika, H$_2$B = H$_2$-Rezeptorantagonisten, AnA = Antacida

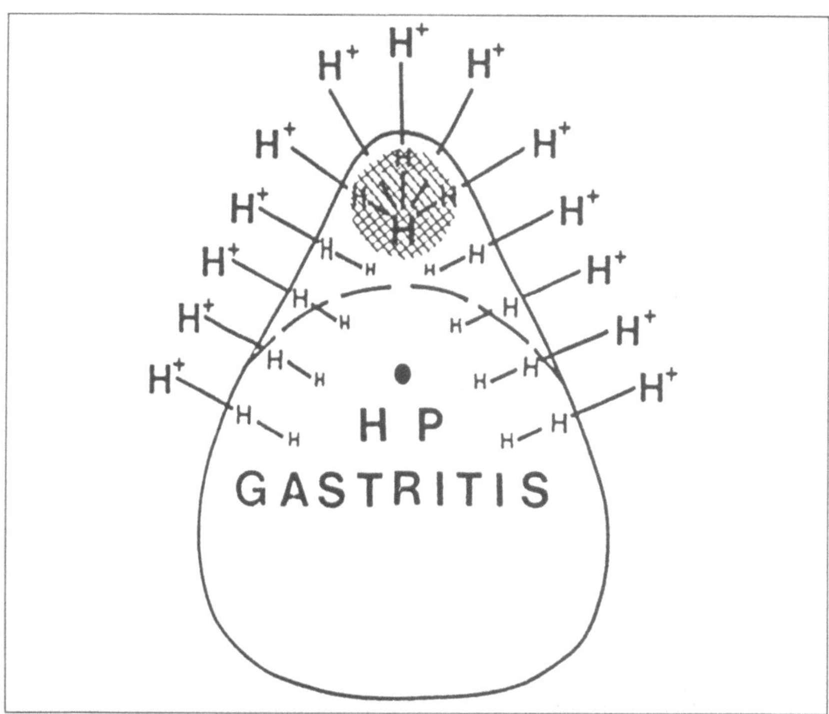

Abb. 3: Schem. Darstellung der Rückdiffusion von H^+-Ionen („Versickern des Säurewasserfalls") an der Grenze zwischen der normalen Corpus-schleimhaut und der entzündlich veränderten Antrumschleimhaut. Die H^+-Ionenbelastung im Bereich der die kleine Kurvatur hinauf-reichenden Antrumzunge ist höher als in den anderen Grenzgebieten. Das könnte die bevorzugte Lage der chronischen Magengeschwüre entlang der kleinen Kurvatur erklären.

Die Grenze wandert von Rezidiv zu Rezidiv kardiawärts. Da sie im Bereich der kleinen Kurvatur einen zungenförmigen Ausläufer aufweist, der bei der Rück-diffusion der H^+-Ionen („Versickern des Säurewasserfalls") (Abb. 3) von bei-den Begrenzungen her belastet wird, liegt bei Helicobacter pylori-Befall ein Locus resistentiae minoris vor, der der Säure „die Pforten öffnet" [15].
Alleinige Ursache für die Ulkusentstehung kann die HP-Gastritis jedoch nicht sein, da die meisten Patienten mit dieser Veränderung kein Magengeschwür bekommen. Das Fortschreiten der HP-Gastritis in die subkardiale Region bean-sprucht etwa drei bis fünf Jahrzehnte. Aus bisher ungeklärten Gründen bleibt

die Fornixregion dabei entzündungsfrei. Eine Achlorhydrie oder gar eine perniziöse Anämie bilden sich dadurch in der Regel nicht aus.

Den gleichen Entzündungsweg findet man auch bei Patienten nach BI- oder BII-Magenresektion. Die entzündlichen Veränderungen dehnen sich in 10 – 20 Jahren von der Anastomose zur Kardia hin aus, gleichgültig, welcher Operationsmodus gewählt wurde. Inwiefern hier der Helicobacter pylori induzierend wirkt, muß jedoch noch geklärt werden.

Nach unseren Untersuchungen kommen Belegzell-Antikörper seltener als in der Normalbevölkerung vor [7]. Zwischen der Stärke der entzündlichen Veränderungen der Antrumschleimhaut und der Häufigkeit der Belegzell-Antikörper besteht eine bisher ungeklärte negative Korrelation. Das häufigere Vorkommen von Karzinomen im Resektionsmagen und die Feststellung, daß in Japan die HP-Gastritis und das Magenkarzinom öfter auftreten als in anderen Ländern, unterstützen die Annahme, daß diese Form der chronischen Gastritis eine Präkanzerose darstellt [12]. Auch über ein gehäuftes Vorkommen von primären B-Zell-Lymphomen des Magens (MALT) wurde bei der HP-Gastritis unlängst berichtet [5].

Isolierte Corpusgastritis (ICG)

Bei dieser Gastritis werden Völlegefühl, Blähungen, Fettunverträglichkeiten und Druckgefühl im Epigastrium als Hauptsymptome angegeben. Sie treten auch hier nur bei der Hälfte der Patienten auf. Hepatogastroenterologische Begleiterscheinungen sind nicht bewiesen, lediglich endokrinologisch-immunologische Krankheitsbilder wie Hypo- und Hyperthyreose, Hashimoto-Thyreoiditis, Insulinmangeldiabetes, Morbus Addison und Hyperparathyreoidismus kommen gesichert häufiger gleichzeitig vor. Funktionsausfälle und Folgeerkrankungen sind nach 30 – 40jährigem Verlauf die Achylie und mit Sistieren der Intrinsic-Faktor-Bildung die perniziöse Anämie. Nach früheren Untersuchungen treten Magenkarzinome signifikant häufiger auf. Neuere Untersuchungen konnten diesen Sachverhalt jedoch nicht ausreichend belegen. Belegzell-Antikörper, die bei nur etwa 50 % vorhanden sind, beschleunigen den Verlauf [7]. Ihnen kommt deshalb eine prognostische Bedeutung zu. Die Häufigkeit des Vorkommens der ICG wird mit etwa 6 % beschrieben [5]. Diese Zahl steigt auf 12 % bei den Verwandten I. Grades an. Die erbliche Prädisposition ist multifaktoriell. Das HLA B7 kommt mit 45 % signifikant häufiger vor, besitzt aber keine diagnostische Aussage [9]. Patienten mit ICG und deren Verwandte I. Grades sind wegen der erhöhten Magenkarzinomrate einer Risikogruppe zuzuordnen. Ein Screening-Test zur Selektion dieser Patienten ist bisher nicht bekannt. Die Gastroskopie mit Biopsie und Magensekretionsanalyse haben die höchste Aussagekraft [6]. Es folgen mit 83 % die radioimmunologische Gastrinbestimmung, mit 65 % die Belegzell-Antikörperbestimmung, mit 22 % die Intrinsic-Faktor-Antikörperbestimmung und mit 17 % die Serumvitamin B12-Bestimmung [5]. Bei Feststellung einer ICG sind jährliche gastroskopische Kontrollen angebracht.

Neben dieser klinischen Bedeutung besitzt die ICG den Wert eines naturgegebenen Modells zum Studium der Gastrinfreisetzung [6]. Eine Störung des Säure-Rückkopplungsmechanismus, d. h., eine ständige Verschiebung des Ruhe-pH-Wertes zu neutralen Werten hin, tritt bei einer maximalen stündlichen Säuresekretionsleistung unter 2,5 mval ein [6]. Die hierbei beobachtete Erhöhung der Gastrinfreisetzung ist an eine nicht entzündlich veränderte Antrumschleimhaut gebunden. Liegt eine zusätzliche Helicobacter pylori-induzierte entzündliche Veränderung der Antrumschleimhaut vor, die mehr als die Hälfte der Antrumfläche ausmacht, so wird bei einem pH-Wert von 7 keine vermehrte Gastrinfreisetzung beobachtet [6]. Bei nicht entzündlich veränderter Antrumschleimhaut und Achlorhydrie können Werte von über 3 000 pg pro ml (Norm 70 pg pro ml) Gastrin im Serum vorkommen. Wird bei diesen Patienten die Antrumschleimhaut durch einen implantierten Ballon gedehnt, kommt es zu einer weiteren Stimulation der Gastrinfreisetzung. Aus diesem Grunde kann angenommen werden, daß ein neutraler pH-Wert noch keinen maximalen Stimulus ausübt.

Die Atrophie bei der ICG betrifft gezielt die Belegzellen der Schleimhaut. Wie von uns durchgeführte umfangreiche Untersuchungen an der Adenylatcyclaseaktivität entsprechender Schleimhautbiopsien aus atrophischer Corpusschleimhaut zeigten, verschwindet nur die histaminsensitive Adenylatcyclase. Die Aktivitäten unter Somatostatin, VIP, Adrenalin, Pentagastrin, Secretin und PGE$_2$ bleiben im Vergleich zu einer normalen Schleimhaut unverändert und zeigen an, daß sie in Nicht-Parietalzellen, insbesondere in Haupt- und Deckepithelzellen liegen [10].

Therapiemöglichkeiten

Entsprechend der Einteilung nach der Ätiopathogenese der Gastritiden ist eine gezielte Therapie erstrebenswert und bei der HP-Gastritis nach den derzeit vorliegenden Untersuchungen auch sinnvoll.

Helicobacter pylori-Gastritis

Bei dieser Gastritis war früher ein therapeutischer Nihilismus vorhanden. Einzelne nicht randomisierte und nicht doppelblind durchgeführte Untersuchungen der 70er und frühen 80er Jahre ergaben, daß weder Antacida noch H_2-Rezeptorantagonisten auf die entzündlichen Veränderungen einen positiven Einfluß ausübten [5]. Erst die in den letzten Jahren publizierten Studien von BOSS-ECKERT [1], MALFERTHEINER [4] und STOLTE [13] zeigten unter der Anwendung von Wismutpräparaten eine Verbesserung der histologischen Befunde, die mit dem Eradikationsgrad des Helicobacter pylori korrelierte (Tab. 3). Gleichzeitig verbesserten sich auch die Symptome [1]. Alle Untersuchungen wurden in Form offener Studien durchgeführt, da eine Doppelblinduntersuchung gegen Plazebo oder andere Medikamente allein durch die Schwarzfärbung des Stuhles infolge der Wismuttherapie nicht möglich war. Erstmals wurden bei diesen Untersuchungen auch der Grad der Entzündung und die Aktivität in Relation mit der Helicobacter pylori-Dichte in drei verschiedenen Schweregraden berücksichtigt [13]. Allein aus diesem Grund ist ein Vergleich zwischen den heute und früher durchgeführten Studien mit Antacida und H_2-Rezeptorantagonisten nicht möglich. Bei früheren Studien wurde in der Regel noch die alte Gastritisklassifikation nach Oberflächengastritis und atrophischer Gastritis herangezogen.

BOSSECKERT konnte unlängst in einer Multicenter-Studie an 378 Patienten zeigen, daß sowohl die dyspeptischen Beschwerden als auch der Grad der Entzündung und die Aktivität nach erfolgreicher Akuttherapie (1. Woche 3 x 900 mg, 2. – 4. Woche 3 x 300 mg und bei einem Teil der Patienten für weitere 4 Wochen 1 x 300 mg Wismutsubsalicylat) in den darauffolgenden acht Mona-

Tab. 3: Therapeutische Beeinflussung der B (HP)–Gastritis

	Effektive Beseitigung der Beschwerden	Längere Rezidiv- und Beschwerde-freiheit	Wirksam gegen Helicobacter pylori	Regeneration der entzündeten Magenschleim-haut und Heilung der Gastritis
Wismut	+	+	+	+
H_2–Antagonisten	+	–	–	–
Antacida	+	?	+	?
Prokinetika	+	–	–	–

ten deutlich zurückgingen. Die Suppression des Keimes hielt länger an. Sie betrug jedoch nach acht Monaten nur noch 20 %. Bereits eine temporäre Elimination des Keimes hatte eine längere symptomatische Rezidivfreiheit zur Folge. BERSTAD (s. S. 23) konnte unter Maalox 70 ebenfalls eine Keimreduktion nachweisen.

Isolierte Corpusgastritis

Eine kausale Behandlung dieser Gastritisform ist nicht bekannt. In frühen Arbeiten konnte gezeigt werden, daß eine vorübergehende Kortikosteroidtherapie eine Besserung des histologischen Befundes herbeiführte [5]. Um die Symptome bei dieser Gastritis zu bessern, verabreicht man Pankreasfermente in ausreichender Dosierung. In einzelnen nicht kontrollierten, an kleinen Patientenzahlen durchgeführten Untersuchungen wurde eine Besserung der Beschwerden auch durch Antacidagabe festgestellt [5, 7]. Offensichtlich ist hier das Gallensäurenbindungsvermögen der Antacida der wesentliche therapeutische Effekt. Des weiteren erschöpft sich die Therapie in der Verhütung der perniziösen Anämie und der funikulären Myelose durch Vitamin B12-Gaben.

Chemische Gastritis (Typ C)

Therapeutische Studien zu diesem Gastritistyp sind nicht bekannt. Bei der durch Gallenreflux hervorgerufenen Entzündung der Antrumschleimhaut sind vom logischen Konzept her Antacida und Sucralfat angebracht. Bei der durch NSAR induzierten Gastritis dürften ebenfalls Antacida und Prostaglandinderivate sinnvoll sein. Untersuchungen, die doppelblind durchgeführt wurden und eine einheitliche Graduierung der Gastritisschweregrade beinhalten, sind auch hier nicht bekannt.

Da zwischen Beschwerden und Schweregrad der Gastritisformen ein recht lockerer Zusammenhang besteht und die wesentliche Folge einer HP-Gastritis die Ulcus duodeni- und Ulcus ventriculi-Krankheit sind, werden in Zukunft folgende Fragen beantwortet werden müssen:

1. Senkt die HP-Gastritisbehandlung die Ulkus-, Karcinom- und Symptomhäufigkeit?
2. Senkt die HP-Gastritisbehandlung die Rezidivhäufigkeit von Ulcera duodeni und Ulcera ventriculi?
3. Können bei der Patientengruppe, die eine HP-Gastritis mit Beschwerden, aber ohne Ulkus haben, die Symptome durch Eradikation des Keimes auf Dauer beseitigt werden?

Literaturverzeichnis

1 BOSSECKERT H. Therapie der Gastritis mit Wismutsubsalicylat senkt Rezidivraten. IV. Workshop Gastroduodenal Pathology and Helicobacter Pylori. Abstr Bologna 1991.

2 CORREA P. The epidemiology and pathogenesis of chronic gastritis: three etiologic entities. Front Gastrointest Res 1980; 6: 98 – 108.

3 HENNING N. Die Entzündung des Magens. Ambrosius Barth: Leipzig 1934.

4 MALFERTHEINER P, STANESCU A, BACZAKO K, BODE G, DITSCHUNEIT H. Chronic erosive gastritis – a therapeutic approach with Bismuth. Scand J Gastroenterol 1988; 23 (Suppl. 142): 87 – 92.

5 MIEDERER SE, LINDSTAEDT H, MAYERSHOFER R, KRÜCK F. Die Gastritis: Verlegenheitsdiagnose oder akademisches Interesse? Dt Ärztebl 1979; 76: 3297 – 3304.

6 MIEDERER SE. Die Histotopographie der Magenschleimhaut: Endoskopisch-bioptische Untersuchungen und Funktion. Thieme: Stuttgart 1977.

7 MIEDERER SE, LÖFFLER A, STADELMANN O, ELSTER K. Are there two types of chronic gastritis only? Proc 5th Asian Pacific Congr Gastroent. Singapore 1976; 795 – 798.

8 MIEDERER SE, PAUL F, STADELMANN O, DEYHLE P, OTTENJANN R. Pylorokardiale Expansion der Gastritis: Bioptische und funktionelle Untersuchungen. Endoscopy 1969; 1: 169 – 173.

9 MIEDERER SE, LÖFFLER A, LINDSTAEDT H, WOBSER E, RITTNER CM. HL-A Verteilung bei isolierter Korpusatrophie. Verh Dtsch Ges Inn Med 1978; 84: 982 – 984.

10 MIEDERER SE, BECKER M. Die Adenylatcyclase in der Korpusschleimhaut des Menschen bei Achlorhydrie: Beeinflussung durch Histamin, Adrenalin, Pentagastrin, Prostaglandin E1 und VIP. Verh Dtsch Ges Inn Med 1981; 87: 826 – 831.

11 MISIEWICZ JJ, TYTGAT GNJ, GODDWIN LS et al. The Sydney System: a new classification of gastritis. World Congr Gastroenterol 1990; Report: 1 – 10.

12 PARSONNET J, FRIEDMANN DP, VANDERSTEEN et al. Helicobacter pylori infection and the risk of gastric carcinoma. N Engl J Med 1991; 325: 1127-1131.

13 STOLTE M, EIDT S, RITTER M, BETHKE B. Campylobakter pylori und Gastritis. Assoziation oder Induktion? Pathologe 1989; 10: 21 – 26.

14 STOLTE M. A critical look of the Sydney classification of gastritis. Endoscopy 1991; 23: 289 – 290.

15 STOLTE M, EIDT S, OHNSMANN A. Differences in Helicobacter pylori associated gastritis in the antrum and body of the stomach. Z Gastroenterol 1990; 28: 229 – 233.

16 WOTHERSPOON AC, ORTIZ-HIDALGO C, FALZON MR, ISAACSON PG. Helicobacter pylori-associated gastritis and primary B-cell Gastric lymphoma. Lancet 1991; 338: 1175 – 1176.

Non-ulcer dyspepsia (NUD)

W. Rösch

Medizinische Klinik, Krankenhaus Nordwest
der Stiftung Hospital zum heiligen Geist, Frankfurt

Abstract

There is a considerable difference between the efficacy of antacids in the treatment of symptoms of NUD and their scientifically proven efficacy in placebo-controlled, clinical trials. Partly this can be attributed to their frequent application as self-medication for short-lived acid indigestion. However, if one refers to the NUD classification of Chicago (COLIN-JONES, 1988), then antacids should primarily be considered for dyspepsia of the reflux and ulcer type.

Nichtulzeröse Dyspepsie (NUD)

W. Rösch

Medizinische Klinik, Krankenhaus Nordwest
der Stiftung Hospital zum heiligen Geist, Frankfurt

Zusammenfassung

Zwischen der Häufigkeit der erfolgreichen Anwendung von Antacida bei einer Reizmagensymptomatik und der wissenschaftlich belegten Effizienz anhand plazebokontrollierter Studien besteht eine ausgeprägte Diskrepanz. Dies geht wohl zum Teil darauf zurück, daß Antacida besonders häufig bei kurzdauernder Refluxsymptomatik („acid indigestion") im Rahmen der Selbstmedikation eingesetzt werden. Hält man sich an die Klassifikation der NUD von Chicago [3], so sind Antacida in erster Linie bei der Dyspepsie vom Refluxtyp sowie vom Ulkustyp zu diskutieren.

Begriffsbestimmung

Der Begriff der Dyspepsie ist sehr vage gefaßt und umfaßt zum einen alle Symptome, die sich auf den Bauchraum beziehen, mit Ausnahme von Hämatemesis und Teerstuhl, Aszites und Ikterus, zum anderen Beschwerden, die sich eher auf den Oberbauch beziehen. Eine Reihe von Autoren unterscheidet eine organische Dyspepsie von einer funktionellen Dyspepsie, andere setzen den Terminus nichtulzeröse Dyspepsie (NUD) mit funktionellen Oberbauchbeschwerden gleich. Der Begriff nichtulzeröse Dyspepsie als Kontrast zum peptischen Ulkus wird von vielen für zu eng gehalten und lieber durch essentielle Dyspepsie ersetzt. Auf der anderen Seite existiert eine 1988 in Chicago erarbeitete Klassifikation, bei der die essentielle Dyspepsie eine Untergruppierung der nichtulzerösen Dyspepsie darstellt.

Bei dem Durcheinander der Definitionen verwundert es nicht, daß ein einheitliches Konzept für Diagnose und Therapie nicht erstellt wurde. Betrachtet man die in Abb. 1 aufgelisteten Faktoren, die bei der Pathogenese der Dyspepsie eine Rolle spielen können, so ist rasch ersichtlich, daß der Sammeltopf zu groß ist, um ein gemeinsames pathogenetisches Konzept zu erarbeiten.

Wesentlich bei der Begriffsbestimmung ist sicher auch der Zeitfaktor. Engt man den Dyspepsiebegriff auf Beschwerden ein, die mindestens drei bis vier Wochen bestehen oder die innerhalb von sechs bis zwölf Monaten immer wieder rezidivieren, so fallen Symptome weg, die im angloamerikanischen Schrifttum als „acid indigestion" bezeichnet werden und bei denen man in breitem Umfang Antacida zur Therapie einsetzt.

Aus praktischen Gründen hat die anfangs bereits erwähnte Klassifikation der Dyspepsie, wie sie in Abb. 2 wiedergegeben wird, große Verbreitung gefunden, erlaubt sie doch eine leitsymptomorientierte Therapie, auch wenn betont werden muß, daß Rückschlüsse vom Dyspepsietyp auf die zugrunde liegende Pathophysiologie problematisch sind.

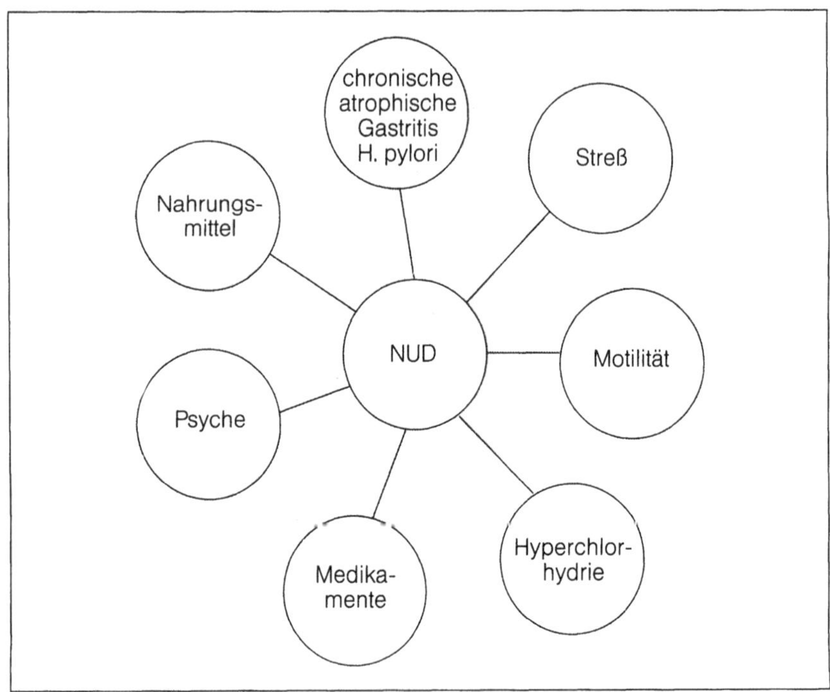

Abb. 1: Auf eine Reizmagensymptomatik einwirkende Faktoren
(NUD = nichtulzeröse Dyspepsie)

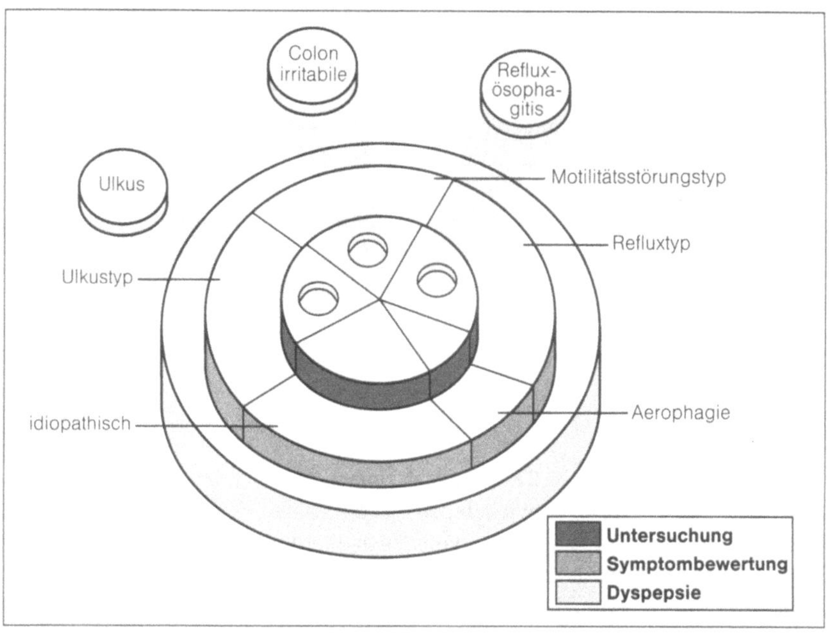

Abb. 2: Klassifizierung der Dyspepsie

Pathophysiologie

Prospektive Studien zur Pathophysiologie des Reizmagensyndroms existieren bislang nicht, sondern nur Untersuchungen bei kleinen Kollektiven zu bestimmten Fragestellungen. So konnte in einer Reihe von Studien gezeigt werden, daß bei 50 bis 60 % aller Patienten eine verzögerte Magenentleerung nachweisbar ist [12]. Auch eine Tachygastrie kann postprandial zu Problemen führen. Magensekretionsstudien haben gezeigt, daß bei Patienten mit einer NUD keine von einem Kontrollkollektiv abweichenden Anomalien, insbesondere keine Hyperchlorhydrie, vorliegen. Da auf der anderen Seite bei rund 25 % aller Patienten antisekretorisch aktive Medikamente eine Besserung bewirken, muß man annehmen, daß Säure am falschen Ort, insbesondere in der Speiseröhre, für die Beschwerden verantwortlich zu machen ist. So konnten GRAHAM und Mitarbeiter [7] zeigen, daß bei Patienten, die häufig Antacida einnehmen, in der Regel von einer Refluxkrankheit der Speiseröhre ausgegangen werden kann.

115

Am schwierigsten ist die Stellung des Helicobacter pylori im pathogenetischen Konzept zu beurteilen. Der Keim ist bei 50 bis 60 % aller Patienten mit einer Reizmagensymptomatik nachweisbar. Man geht heute davon aus, daß von sieben Patienten, die Helicobacter pylori-positiv sind, drei NUD-Beschwerden haben, aber nur bei einem gehen die Beschwerden wirklich auf die Helicobacter pylori-induzierte Gastritis zurück. Auf der anderen Seite gibt es eine Reihe von Studien [13], die gezeigt haben, daß eine „unspezifische" Therapie mit Wismutsalzen bei Helicobacter pylori-Positiven zu 70 % weitgehende Beschwerdefreiheit bewirkt, auch wenn der Keim mit dieser Therapie nur bei 10 – 20 % eradiziert werden kann.

Diagnostik

Geht man davon aus, daß 27 % der „gesunden Bevölkerung" im Laufe eines Jahres NUD-Symptome entwickeln, so ist mit 20 bis 30 Millionen Reizmägen in der Bundesrepublik zu rechnen, von denen allerdings nur 20 % den Arzt aufsuchen (Abb. 3). Eine hohe Spontanheilungsrate und ein Ansprechen „leichter Fälle" auf eine Selbstmedikation, in der Regel mit Antacida, bewirken, daß nur bei einem kleinen Teil eine gastroenterologische Diagnostik erforderlich wird, zumal sich zwischenzeitlich das Konzept der probatorischen Therapie für zwei bis drei Wochen weitgehend durchgesetzt hat [8].
Zumindest bei der Erstkonsultation, aber auch beim über 45jährigen Patienten, der Angst hat, an einem ernsten Leiden zu erkranken oder der einen chronischen Verlauf fürchtet, sollten Sonographie und Gastroskopie einschließlich Biopsie neben einem kleinen Laborstatus durchgeführt werden.

Therapie

Für die probatorische Therapie kommen drei Substanzgruppen in Betracht, akzeptiert man die Klassifikation von COLIN-JONES [3]. Bei den Leitsymptomen frühes Sättigungsgefühl, postprandiales Völlegefühl und Aufstoßen dürften Prokinetika als Mittel der ersten Wahl gelten. In der Tat gibt es eine Reihe plazebokontrollierter Studien [4], die eine Überlegenheit von Metoclopramid, Domperidon und insbesondere Cisaprid beim Reizmagen dokumentiert haben. Stehen Nüchternschmerz und Sodbrennen im Vordergrund, also eine ulkusähnliche bzw. refluxähnliche Symptomatik, ist der Einsatz von Antacida, Pirenzepin oder H_2-Blockern zu diskutieren. Plazebokontrollierte Studien liegen in

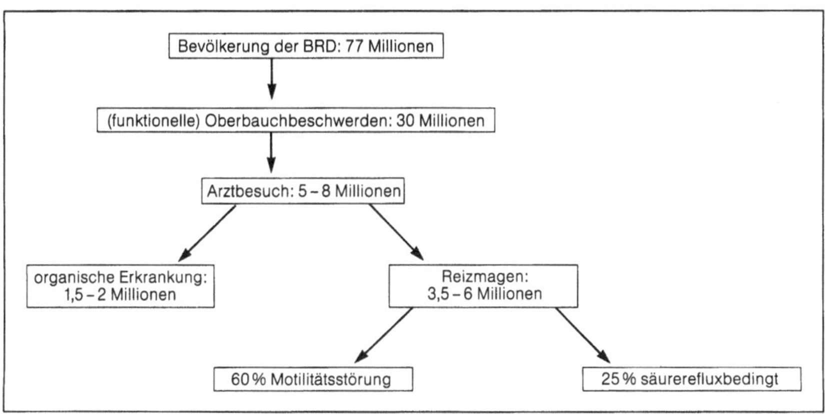

Abb. 3: Häufigkeit einer Reizmagensymptomatik in der Bundesrepublik

erster Linie von den H_2-Blockern vor, die recht unterschiedlich ausgefallen sind, jedoch bei Selektion auf die genannten Leitsymptome bei 75 % der Fälle Linderung versprechen [14].

Lassen sich keine eindeutigen Leitsymptome eruieren, kann der Einsatz von Wismutpräparaten in Erwägung gezogen werden (Abb. 4).

Therapie mit Antacida

27 % der amerikanischen Bevölkerung nehmen mehr als zweimal pro Monat Antacida ein [15], 4 % sind für 75 % des gesamten Antacidakonsums verantwortlich.

Beschränkt man sich auf das Kollektiv der „heavy consumers", die durchschnittlich über 20 Jahre mehr als sechs Dosen pro Woche zu sich nehmen, so läßt sich bei den meisten ein positiver Bernstein-Test und bei etwa 60 % eine Refluxösophagitis nachweisen [7]. Geht man von einem Kollektiv von Dyspepsiepatienten aus, so sprechen 68 % auf eine dreiwöchige Behandlung mit hochdosierten Antacida an, was zu einer deutlichen Senkung der erforderlichen Röntgendiagnostik führt [5]. In Tab. 1 sind die vier plazebokontrollierten Studien aufgelistet, die mit einem größeren Kollektiv durchgeführt wurden. Ein sig-

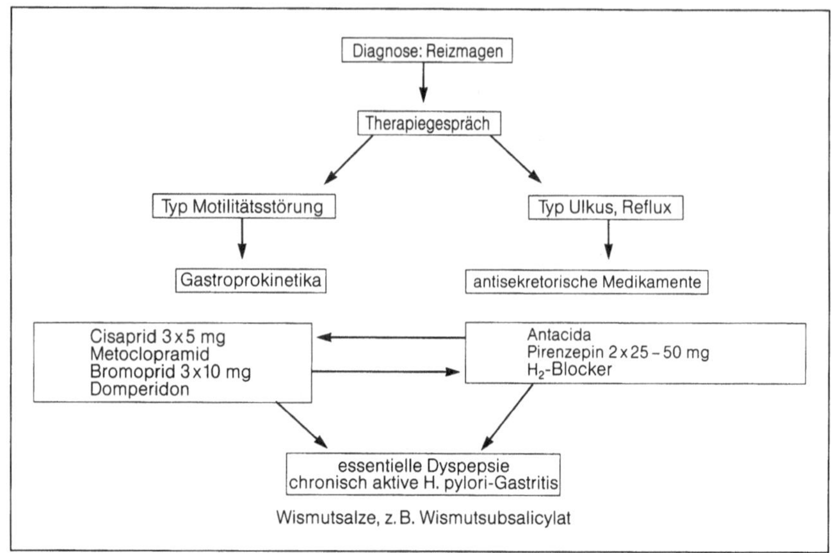

Abb. 4: Stufentherapie des Reizmagens (nach [8])

nifikanter Effekt zugunsten des Antacidums ließ sich nicht nachweisen. In direkten Vergleichsstudien mit einem H_2-Blocker war dieser dem Antacidum überlegen [10, 12]. Eine Kombination mit einem Lokalanästhetikum soll ebenfalls effektiver sein als ein Antacidum-Monopräparat [18].

Die Beobachtung von BERSTAD et al. [1], daß es unter einer Antacidumbehandlung zu einer Reduktion der Helicobacter pylori-Besiedlung ohne Beeinflussung der Helicobacter pylori-induzierten Gastritis kommen soll, bedarf noch der Bestätigung.

Nicht unerwähnt soll die Beobachtung bleiben, daß viele Patienten, die unter der Einnahme nichtsteroidaler Antirheumatika dyspeptische Symptome entwickeln, ohne daß endoskopisch Läsionen nachweisbar sind, in der Regel auf Antacida positiv reagieren. Ähnliches gilt auch für Alkoholiker: Bei Personen, die regelmäßig Antacida zur Behandlung dyspeptischer Beschwerden einnehmen, besteht in der Regel ein Alkoholabusus [16].

Zusammenfassend läßt sich festhalten, daß sich Antacida in kontrollierten Studien als nicht sehr wirksam erwiesen haben. Dies steht in deutlichem Gegensatz zur klinischen Erfahrung und der Beobachtung, daß im rezeptfreien Bereich Antacida nach wie vor eine große Rolle spielen. Eine Erklärung dafür könnte sein, daß 80 % aller dyspeptischen Beschwerden im ärztlichen Vorfeld erfolg-

Tab. 1: Randomisierte plazebokontrollierte Doppelblindstudien mit Antacida bei NUD

Autor	Design	Patienten-zahl	Dauer	Dyspepsietyp	Antacidum Dosis	Ergebnis Verum	Plazebo	Kommentar
Norrelund et al. 1980 [9]	XO	119	2 Wo	Ulkustyp	Al–Mg	kein signifikanter Unterschied		
Nyren et al. 1986 [10]	PG	159	3 Wo	keine Subklassi-fikation	AlOH, MgOH, MgCO$_3$, 1h + 3h pc	36 % Besserung Schmerzindex	31 %	keine signifikante Besserung ande-rer Symptome
Gotthard et al. 1988 [6]	PG	222	6 Wo	keine Subklassi-fikation	MgCO$_3$, AlMgOH, 4 x tägl.	% gebessert oder symptomfrei 37 %	38 %	keine signifikante Besserung außer Nausea
Weberg + Berstad 1988 [17]	PG	100	4 Wo	erosive präpylorische Veränderung	AlMgOH 4 x tägl.	% gebessert Schmerz, Nausea 84–85	80–72	keine Änderung endoskopischer Befund

reich selbstmediziert werden und in der ärztlichen Praxis vorwiegend die Patienten Rat suchen, bei denen nicht so sehr die Säure, sondern Motilitätsstörungen im Vordergrund stehen.

Diskussion

Prof. Berstad:

Ergänzend zum Referat von Herrn Rösch möchte ich noch zwei Studien erwähnen, eine mit Cimetidin, eine andere mit Antacida, die wir bei Non-Ulcer-Dyspepsie (NUD) durchgeführt haben. Beide Studien verliefen ähnlich. In der Cimetidinstudie fanden wir einen Effekt, der an der Signifikanzschwelle lag. In der Studie mit Antacida beobachteten wir auch eine Verbesserung, die aber knapp außerhalb der 5 % Signifikanzschwelle lag. Nach meiner Meinung haben Antacida und Cimetidin bei NUD sehr ähnliche Effekte. Das Problem der meisten Patienten ist eine Motilitätsstörung, die auf Störungen des autonomen Nervensystems beruht. Wir fanden meist einen niedrigen Vagustonus und ein großes Antrum. Ursächlich für die NUD ist, so glaube ich, eine streßbedingte Suppression des Vagustonus. Dieser veränderte Tonus führt dazu, daß die Speisen nicht im Corpus gelagert werden, sondern direkt in das Antrum fallen. Das Antrum wird dilatiert, und der Patient bekommt ein Völle- und Diskomfortgefühl.

Frage:

Glauben Sie, daß eine Verschlechterung der Magenentleerung indirekt eine Gastritis verursachen kann?

Antwort:

Die Möglichkeit besteht, aber die gestörte Magenentleerung ist dabei nicht das wichtigste. Die Entleerung ist nur bei einem kleinen Prozentsatz der Patienten gestört. Ich glaube, daß die Beschwerden mehr mit der Ausweitung des Magens zusammenhängen.

Frage:

Warum heißt eine Gastritis, die bevorzugt im Antrum lokalisiert ist, eigentlich Pangastritis?

Prof. Miederer:

Herr Stolte hat bei seiner Untersuchung, die er kürzlich veröffentlichte, den Helicobacter pylori sowohl im Antrum als auch im Corpus gefunden. Allerdings waren im Corpus Aktivität und Entzündungsgrad geringer als im Antrum. Da sowohl Antrum als auch Corpus betroffen waren, bezeichnete er das ganze Krankheitsbild als Pangastritis. Ich bin damit nicht ganz einverstanden, vor allen Dingen, weil eine Gastritis die Fornixregion in aller Regel ausspart.

Frage:

Bei Patienten mit einer chronisch atrophischen Gastritis findet man den Helicobacter nur noch bei 10 %. Wenn man serologische Analysen durchführt, findet man dagegen bei 86 % der Patienten Helicobacter-Antikörper. Wie stufen Sie dieses Krankheitsbild ein?

Prof. Miederer:

Manche meinen, daß auch die A-Gastritis durch den Helicobacter verursacht wird. Das ist ein schwieriges Gebiet. So interpretiert, würde dieser Befund bedeuten, daß die Serologie nach der Entzündung sekundär positiv geworden ist, das Antrum sich wieder normalisierte und nur die Corpusschleimhaut isoliert atrophierte. Ich glaube dagegen, daß die A-Gastritis ein vererbbares Krankheitsbild ist, das immunologisch definiert ist und zu dem natürlich eine Helicobacter pylori-Infektion im Antrumbereich hinzutreten kann. Dann hätten wir in dieser Form auch die sogenannte Pangastritis. Aber ursächlich wäre hier die A-Gastritis. Die Antikörper sagen nichts über Helicobacter pylori und dessen Aktivität aus. Sie beweisen nur, daß der Mensch irgendwann einmal mit diesem Keim in Berührung gekommen ist.

Frage:

Nach meiner Ansicht benötigen wir bei Patienten mit dyspeptischen Beschwerden weder Endoskopie noch Histologie. Wir therapieren einfach. Können wir nicht auf die Diagnose Gastritis ganz verzichten?

Prof. Miederer:

Das haben wir bis vor drei bis vier Jahren gesagt und getan. Die Gastritis hatte keine klinische Bedeutung. Als der Helicobacter pylori an Bedeutung gewann, änderte sich das. Andererseits gilt: Wenn jemand sechs bis acht Wochen Oberbauchbeschwerden hat, müssen wir ein Karzinom ausschließen. Dann brauchen wir eben doch eine Gastroskopie.

Frage:

Ist der Helicobacter pylori nur eine Arbeitsbeschaffungsmaßnahme für Pathologen?

Prof. Miederer:

Das soll er nicht sein. Man will, das ist der Sinn dieser Sydney-Klassifikation, die Diagnose wieder mehr in die Hand des Arztes legen und die Zusammenarbeit zwischen endoskopierendem Arzt und Pathologen stärken. Bisher biopsierte der Endoskopiker und schickte das Material zum Pathologen. Jetzt soll er sagen: Ich sehe eine Helicobacter pylori-Gastritis anhand von Erosionen, Riesenfalten, ödematöser Verquellung und/oder Gänsehautmukosa. Vom Pathologen will ich zusätzlich wissen, ob meine Diagnose stimmt. Das würde den Dialog zwischen Endoskopiker und Pathologen, der in den 80er Jahren leider eingeschlafen ist, wieder stimulieren.

Prof. Halter:

Ich glaube, wenn jemand mehr als acht Wochen Beschwerden hat, dann müssen wir endoskopieren. Müssen wir aber bei allen Patienten, die wir endoskopieren, eine Biopsie durchführen? Es gibt Leute, die sagen, wenn man das nicht macht, ist man ein Verbrecher. Andere sagen: „Auf gar keinen Fall", sonst diagnostiziert der Pathologe eine Gastritis und der Patient wird unnötigerweise mit Wismut behandelt, evtl. noch mit zwei bis drei Antibiotika zusätzlich. Was sollte man hier tun?

Prof. Miederer:

Wer endoskopiert, um einen Karzinom auszuschließen, sollte, wenn er keine umschriebene Läsion sieht, nicht biopsieren. Ich würde mich allerdings als behandelnder Arzt nicht vom Pathologen abhängig machen. Wenn dieser sagt, es sind schüttere Streuungen von Helicobacter vorhanden, würde ich den Patienten nicht behandeln.

Frage:
Sie hatten in Ihrem Referat die Sidney-Klassifikation als allgemein akzeptiert dargestellt. Das ist nicht der Fall. In den USA wird diese Klassifikation als ein äußerst kompliziertes europäisches Gebilde angesehen. Ich glaube nicht, daß sie sich überhaupt durchsetzen wird.

Prof. Miederer:
Die Amerikaner standen bei der Klassifikation etwas abseits. Allerdings ist sie sicher ein Fortschritt, denn die früheren Klassifikationen, die die B-Gastritis als eine salz- oder umweltinduzierte Krankheit ansahen, stellten weder Kliniker noch Pathologen zufrieden.

Prof. Halter:
Wir haben in den letzten Jahren gelernt, daß die B-Gastritis vorzugsweise durch Helicobacter pylori induziert ist, und das ist wichtig.

Prof. Tarnawski:
Wir haben die ungleichmäßige Verteilung des Helicobacter noch nicht genug gewürdigt. Einer meiner Assistenzärzte konnte zeigen, daß er bei 60 – 70 % der Patienten in manchen Bereichen sehr stark vertreten ist, andere Teile der Schleimhaut jedoch gar nicht befallen sind. Möglicherweise ist in den Bereichen, in denen die Konzentration sehr hoch ist, die Gastritis sehr aktiv, während die Gastritis daneben wesentlich schwächer ist.

Prof. Miederer:
Das erklärt die Erosionen. Erosionen sind ja ein Kriterium für die B-Gastritis. In Bereichen mit hoher Dichte des Helicobacter wird es Erosionen geben, während in den Regionen mit niedriger Helicobacterdichte keine Läsionen sind.

Frage:
Was ist der Hauptauslöser für die Erosionen? Ist das der Helicobacter pylori, sind das die Gallensäuren oder sind das die NSAR?

Prof. Miederer:
Das hängt von der Pathogenese ab. Erosionen, das ist mir in den letzten zwei Jahren klargeworden, sind hauptsächlich durch Helicobacter pylori bedingt.

Wenn Herr Tarnawski sagt, daß der Helicobacter klumpenförmig verdickt in der Schleimhaut vorkommt, erklärt das, daß dort, wo die größte Helicobacterdichte ist, auch die Erosionen entstehen. Jedenfalls entspricht das den Vorstellungen von Herrn Stolte.

Prof. Bosseckert:

Ich wehre mich gegen die Aussage, Helicobacter pylori ist ABM. Es besteht kein Zweifel, daß nach Helicobacter pylori-Eradikation beim Ulcus duodeni nach zwei und vier Jahren weniger als 10 % Rezidive auftreten. Das ist doch wirklich überzeugend.

Frage:

Gibt es Daten, die zeigen, daß Antacida bei der C-Gastritis, bei der Gallenrefluxkrankheit etwas bewirken? Spricht die klinische Erfahrung für eine symptomatische Besserung durch Antacida?

Prof. Miederer:

Die C-Gastritis tritt sehr selten auf, nur bei 3-4 % der Patienten. In Deutschland ist diese Klassifikation nie klinisch angewandt worden. Sie entspricht amerikanischen Einteilungen aus dem Jahre 1980. Aus Amerika kenne ich keine Studie mit Antacida oder H_2-Blockern bei diesem streng selektionierten Gastritistyp. Die C-Gastritis wäre aber in der Tat die einzige Gastritis, bei der eine Antacidatherapie rein theoretisch nützlich sein müßte.

Prof. Rösch:

Wenn Sie davon ausgehen, daß der operierte Magen immer einen Gallenreflux hat, dann gibt es Studien, die zeigen, daß der Einsatz von Antacida bei diesen Patienten nichts bewirkt.

Prof. Bosseckert:

Beim Billroth II-Magen haben wir aber so hohe Gallensäurenkonzentrationen wie in reiner Leber-Galle. Da reichen Antacida wahrscheinlich nicht, weil die Galle ständig nachläuft.

Frage:

Nach meinen Erfahrungen kann der Helicobacter pylori Brennen verursachen. Wahrscheinlich können Antacida dieses Brennen reduzieren. Wieviele Gastritispatienten haben eigentlich Symptome?

Prof. Miederer:
Das hält sich etwa die Waage, 50 % haben Symptome, 50 % haben keine Symptome.

Dr. Nauert:
Noch eine Ergänzung zur NUD. In Studien mit Antacida bei NUD muß man ungeeignete Patienten herausfiltern. Das zeigen die Untersuchungen von Herrn Petersen. Er hat zunächst ein unselektiertes NUD-Kollektiv mit H_2-Blockern behandelt und keinen Effekt gesehen. Als er sich aber auf die Patienten konzentrierte, bei denen Sodbrennen im Vordergrund stand (25 %), sprachen mehr als 3/4 auf die H_2-Blockertherapie an. Das spricht dafür, daß man Untergruppen bilden muß, was sicher anamnestisch durchführbar ist. Dadurch werden sich die Therapiestudien viel positiver gestalten.

Literaturverzeichnis

1 BERSTAD A, ALEXANDER B, WEBERG R, SERCK-HANSSEN A, HOLLAND S, HIRSCHOWITZ BJ. Antacids reduce campylobacter pylori colonization without healing the gastritis in patients with non-ulcer dyspepsia and erosive prepyloric changes. Gastroenterology 1988; 95: 619 – 624.

2 CASIRAGHI A, FERRARA A, LESINIGO E, MAZZO F, MINOLI G, PORRO A, PRADA A, REGUZZONI G, ROCCA F, TADEO G, TERRUZZI V, VENTURELLI R, BERRI F, DELLA MONICA A, OLDONI T. Cimetidine vs antacids in non-ulcer dyspepsia. Curr Ther Res 1986; 39: 388 – 397.

3 COLIN-JONES DG. Dyspepsie-Behandlung. Bericht einer Arbeitsgruppe. Lancet 1988; II: 562 – 566.

4 DOBRILLA G, COMBERLATO M, STEELE A, VALLAPERLA P. Drug treatment of functional dyspepsia: A metaanalysis of randomized controlled trials. J Clin Gastroenterol 1989; 11: 169 – 177.

5 GOODSON JD, RICHTER JM, LANE RS, BECKETT TF, PINGREE RG. Empiric antacids and reassurance for acute dyspepsia. J Gen Intern Med 1986; 1: 90 – 93.

6 GOTTHARD R, BODEMAR G, BRODIN U, JONSSON KA. Treatment with cimetidine, antacid, or placebo in patients with dyspepsia of unknown origin. Scand J Gastroenterol 1988; 23: 7 – 18.

7 GRAHAM DY, SMITH JL, PATTERSON DJ. Why do apparently healthy people use antacid tablets? Am J Gastroenterol 1983; 78: 257 – 260.

8 HOTZ J. Das Reizmagen-Syndrom. Nicht-ulzeröse Dyspepsie (NUD). Gastroliga: Frankfurt 1990.

9 NORRELUND N, HELLES A, SCHMIEGELOW M. Ukarakteristik dyspepsi i almen praksis. En kontrolleret undersogelse med et antacidum (Alminox). Ugeskr Laeger 1980; 142: 1750 – 1753.

10 NYREN O, ADAMI HO, BATES S, BERGSTRÖM R, GUSTAVSSON S, NYBERG A, LÖÖF L. Absence of therapeutic benefit from antacids or cimetidine in non-ulcer dyspepsia. N Engl J Med 1986; 314: 339 – 343.

11 PANIJEL M. Die Behandlung der nicht-ulzerösen Dyspepsie. Z Allg Med 1985; 61: 952 – 955.

12 RÖSCH W. Reizmagen – was tun? Dt Ärztebl 1990; 87: 2621 – 2627.

13 RÖSCH W, BECKER V, STEININGER H, MENGE H. Therapie der Campylobacter-assoziierten Gastritis mit Wismutsubsalicylat. Münch Med Wochenschr 1988; 130: 115 – 118.

14 PETERSEN H, LARSEN S, SANDVIK L, KLEVELAND PM, LÖGE I, SANDBAKKEN P, HAFSTAD PE, KRISTENSEN P, JOHANNESSEN T, FJÖSNE U. Controlled trials in gastrodyspepsia: a methodological aspect. Scand J Gastroenterol (Suppl 109) 1985: 153 – 158.

15 SORRENTINO JV. Vick Divisions Research and Development. In: Graham DY [7].

16 VASUDEVA R, VERHULST S, COLLIVER J, SKINNER HA, HOLT S. Dyspepsia antacid use and alcohol: Implication for over the counter (OTC) drugs. Gastroenterology 1990; 98: A 143.

17 WEBERG R, BERSTAD A. Low-dose antacids and pirenzepine in the treatment of patients with non-ulcer dyspepsia and erosive prepyloric changes. A randomized double-blind placebo-controlled trial. Scand J Gastroenterol 1988; 23: 237 – 243.

18 WELLING LR, WATSON WA. The emergency department treatment of dyspepsia with antacids and oral lidocaine. Ann Emerg Med 1990; 19: 785 – 788.

Antacid therapy in duodenal ulcer disease

W. F. Caspary

Zentrum der Inneren Medizin, Abteilung Gastroenterologie,
Universitätsklinikum Frankfurt

Abstract

Even in low doses antacids are effective in the treatment of duodenal ulcer. In the treatment of acute duodenal ulcer they are equally effective as cimetidine, ranitidine or misoprostol. In long-term therapy, antacids have proved equally successful in low doses as prophylactics against a recurrence of duodenal ulcer, and were just as effective as H_2-blockers. Since the doses of antacids required to accelerate the healing of a duodenal ulcer result in only minimal changes in gastric and duodenal pH, it must be assumed that the therapeutic effect of antacids is not only a function of acid neutralization.

Therapie mit Antacida beim Ulcus duodeni

W. F. Caspary

Zentrum Innere Medizin, Abteilung Gastroenterologie,
Universitätsklinikum Frankfurt

Zusammenfassung

Antacida sind in der Therapie des Ulcus duodeni (UD) auch in niedriger Dosierung effektiv einsetzbar. Sie sind in der Schubtherapie des UD ebenso wirksam wie Cimetidin, Ranitidin und Misoprostol.

In der Langzeittherapie wurden Antacida in niedriger Dosierung ebenfalls erfolgreich als Therapeutika zur Rezidivprophylaxe des UD eingesetzt und zeigten eine den H_2-Blockern gleichwertige Effektivität.

Da die verwendeten effektiven Dosierungen der Antacida bei der beschleunigten Abheilung des UD im Vergleich zu Plazebo und/oder H_2-Blockern mit Sicherheit nur minimale pH-Wertänderungen im Magen und Duodenum bewirken, muß angenommen werden, daß der effektive Therapieeffekt der Antacida beim UD nicht allein durch die Säureneutralisation zu erklären ist.

Historie

Antacida wurden therapeutisch erstmals im 1. Jahrhundert in Form neutralisierender Erden für abdominelle Beschwerden eingesetzt [10, 18].

Später – in der ersten Hälfte unseres Jahrhunderts – bis in die 50er und 60er Jahre verwendete man beim peptischen Ulkus eher Bikarbonat, von dem später bekannt wurde, daß es einen deutlichen „acid-rebound" bewirkt [18].

Antacida – meist in Form von Aluminiumhydroxid – wurden danach hauptsächlich als Bedarfsmedikation beim symptomatischen peptischen Ulkus eingesetzt.

Diese Entwicklung ist nicht verwunderlich, da sich eine Abheilung des Ulkus häufig nur umständlich und unvollkommen radiologisch verifizieren ließ.

Der Siegeszug der Endoskopie verbesserte die Diagnostik und erlaubte damit auch die exakte Verifizierung der Abheilung des Ulkus als Erfolgsparameter unter einem bestimmten therapeutischen Regime. Zugleich setzte es sich durch,

Therapiestudien in Form randomisierter, kontrollierter Studien durchzuführen. Erst während und nach der Einführung des ersten H_2-Rezeptorenblockers konnte eindeutig nachgewiesen werden, daß Antacida das Ulcus duodeni bei ca. 75 % der Patienten innerhalb von vier Wochen zur Abheilung bringen. Zugleich zeigten die Studien, daß die Antacidatherapie der Therapie mit einem Plazebo überlegen war (Tab. 1).

In der ersten Studie von PETERSON et al. [23] wurden hohe Dosen eines Antacidums eingesetzt (1008 mmol Säureneutralisationskapazität (SNK), verteilt auf sieben Dosen/Tag). Mit dieser Studie wurde der therapeutische Wirkungseffekt erstmals klar und eindeutig erbracht.

Die hohe Dosis und die vielfachen täglichen Applikationen induzierten jedoch Nebenwirkungen (Durchfälle) und ließen eine schlechte Compliance erwarten. Antacida wurden überwiegend in flüssiger Form verabreicht, da man der Meinung war, sie würden besser und schneller als eine Tablette wirken [18].

Antacida wirken auch in niedriger Dosierung

Unter dem Erfolgszwang der Studien mit H_2-Blockern (Cimetidin) folgten zahlreiche weitere Studien. Die gegen Plazebo durchgeführten kontrollierten Therapiestudien mit Antacida beim UD sind in Tab. 1 aufgeführt.

Daraus ist ersichtlich, daß selbst mit erheblich niedrigerer Dosierung (175 mmol Säureneutralisationskapazität im Vergleich zu 1008 mmol zur PETERSON-

Tab. 1: Abheilung des Ulcus duodeni unter Antacida im Vergleich zu H_2-Antagonisten

Autoren	Dosis (mmol SNK)	Heilungsrate AA vs H_2-Blocker (%)	Jahr
Ippoliti [16]	861 (flüssig)	59 vs 64	1978
Fedeli [14]	560 (flüssig)	75 vs 78	1979
Lauritsen [20]	600 (flüssig)	84 vs 89	1985
Lux [21]	280 (flüssig)	80 vs 75	1986
Bianchi Porro [7]	413 (flüssig)	72 vs 67	1986
Becker [3]	595 (flüssig)	83 vs 69	1987
		nach Lam SK, [18]	

Studie [23]) Abheilungsraten des Ulcus duodeni von 67 – 87 % innerhalb von vier Wochen erzielt werden können [4, 13, 17, 19].

Bei der Dosierung von Antacida hat sich eine Entwicklung ähnlich der Therapie mit Acetylsalicylsäure (ASS) vollzogen. Während früher 1 – 2 g ASS zur Verhütung thromboembolischer Komplikationen eingesetzt wurden, verwenden wir heute ASS in Dosen von 100 mg oder weniger.

Sind Antacida ebenso wirksam wie H_2-Blocker der ersten und zweiten Generation?

Mehrere Studien zwischen 1978 und 1987 [3, 7, 14, 16, 20, 21, 24] belegen, daß Antacida in einer Dosierung zwischen 120 – 861 mmol Säureneutralisationskapazität einer Therapie mit Cimetidin beim UD absolut ebenbürtig sind (Tab. 2).

In einer 1991 publizierten Studie [25] aus Brasilien wurde der Effekt einer extrem niedrigen Dosierung eines Antacidums (88 mmol Säureneutralisationskapazität) mit einer zweimaligen täglichen Gabe von 400 mg Cimetidin verglichen. Antacida wurden dabei entweder zweimal (morgens und abends je 20 ml) oder dreimal täglich (morgens 10 ml, mittags 10 ml, abends 20 ml) verabreicht. Die Abheilungsraten des UD aller drei Kollektive (AA-2x/Tag, AA-3x/Tag, 2x400 mg Cimetidin) unterschieden sich nicht signifikant. Hierzu ist allerdings zu sagen, daß eine Abheilungsrate zwischen 45 und 69 % in vier Wochen nach üblichen Standards unter Omeprazol oder H_2-Blockern der zweiten Generation als zu niedrig angesehen werden muß.

Auch gegenüber einer Therapie mit 2 x 150 mg Ranitidin zeigte sich eine Antacidabehandlung mit 324 mmol Säureneutralisationskapazität (3 x 4 Maalox TC Tabletten zu je 27 mmol SNK) ebenbürtig [15] (Abb. 1).

Unter dem Antacidum Maalox TC heilten nach vier Wochen 78 %, nach sechs Wochen 89 % der UD ab. Unter der Therapie mit Ranitidin betrugen die Abheilungsraten 81 % nach vier Wochen, 91 % nach sechs Wochen (Abb. 1).

Im Vergleich zu H_2-Blockern oder Omeprazol verbleibt lediglich der Nachteil des geringeren Einnahmekomforts.

Sind Antacida auch in der Rezidivprophylaxe wirksam?

Eine Studie von BARDHAM et al. [1, 2] zeigte, daß eine Therapie mit Antacida (Maalox TC) – über 12 Monate zweimal täglich verabreicht – zu einer deutlich

Tab. 2: Abheilung des Ulcus duodeni unter Antacida im Vergleich zu Plazebo

Autoren	Dosis	(mmol SNK)	Heilungsrate AA vs Plazebo (%)		Jahr
Peterson [23]	1008	(flüssig)	78 vs 45	(n = 36)	1977
Lam [19]	175	(Tabletten)	77 vs 33	(n = 26)	1979
Berstad [4]	280	(Tabletten)	81 vs 24	(n = 37)	1982
Kumar [17]	412	(flüssig)	87 vs —	(n = 24)	1984
Kumar [17]	206	(flüssig)	85 vs 29	(n = 27)	1984
Kumar [17]	103	(flüssig)	46 vs —	(n = 26)	1984
Faizallah [13]	1050	(flüssig)	32 vs 13	(n = 19)	1984
Faizallah [13]	107	(flüssig)	67 vs 35	(n = 18)	1984
			nach Lam SK [18]		

niedrigeren Rezidivrate des UD führte als eine Therapie mit einem Plazebo. 19 von 44 Patienten (= 43,2 %) erlitten unter Plazebo ein Rezidiv, jedoch bekamen nur 6 von 43 Patienten (= 13,95 %) unter Antacida ein Rezidivulkus. Dabei war das Antacidum ebenso effektiv wie 400 mg Cimetidin (6 Rezidive bei 43 Patienten (Abb. 2 und 3)).

Die Studie zeigte auch, daß die einmalige Gabe des Antacidums zwar zu weniger Rezidiven als das Plazebo führte, die Rezidivraten jedoch deutlich höher waren als unter der zweimaligen Applikation des Antacidums.

In der Studie von BIANCHI PORRO et al. [6] war die Rezidivprophylaxe des UD mit vier Tabletten eines Antacidums nicht signifikant weniger effektiv als mit 400 mg Cimetidin (Abb. 3).

Ein weiterer Wirksamkeitsnachweis für den Einsatz von Antacida in der Rezidivprophylaxe des UD wurde 1990 von MILLER et al. [22] erbracht.

Antacida in flüssiger Form oder als Tablette?

Frühere in-vitro-Untersuchungen hatten gezeigt [5, 18, 19], daß die Säureneutralisation durch flüssige Antacida schneller erfolgt als durch Tabletten. Bessere galenische Präparationen zeigten jedoch bei in-vivo-Untersuchungen, daß hinsichtlich der Säureneutralisation kein Unterschied mehr zwischen der flüssigen Form und der Tablette festgestellt werden konnte [5].

Klinische Studien (Tab. 1) von LAM et al. [19], BERSTAD et al. [4, 5], BARDHAM et al. [2] und CASPARY et al. [9] zeigten eindeutig, daß Antacida auch in Tablettenform in der Therapie des UD wirksam eingesetzt werden können. Der eindeutige Therapieeffekt mit Antacida in Tablettenform beim UD wurde dabei mit Dosierungen von 175 mmol [19] bzw. 280 mmol [4] Säureneutralisationskapazität in Hongkong bzw. in Norwegen erzielt.

Antacida versus Misoprostol beim Ulcus duodeni

Im Rahmen einer deutschen multizentrischen Studie [9] untersuchten wir den Therapieeffekt eines magnesium-aluminium-hydroxidhaltigen Antacidums (Supralox®) in einer Dosierung von 225 mmol Säureneutralisationskapazität im Vergleich zu einer Therapie mit Misoprostol (2 x 400 g/Tag) bei je 50 Patienten mit UD.
Die Abheilungsraten für die Antacidagruppe lagen bei 36,7 % nach zwei Wochen und bei 79,6 % nach vier Wochen Behandlungsdauer. Die vergleich-

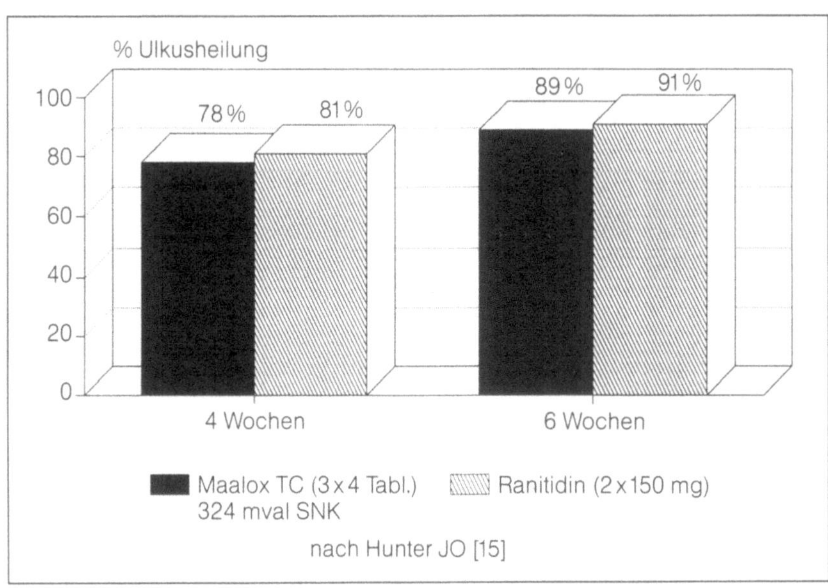

Abb. 1: Therapie des Ulcus duodeni über einen Therapiezeitraum von vier und sechs Wochen unter einer Therapie mit Maalox TC (324 mmol Säureneutralisationskapazität) oder Ranitidin (2 x 150 mg/Tag) [15]

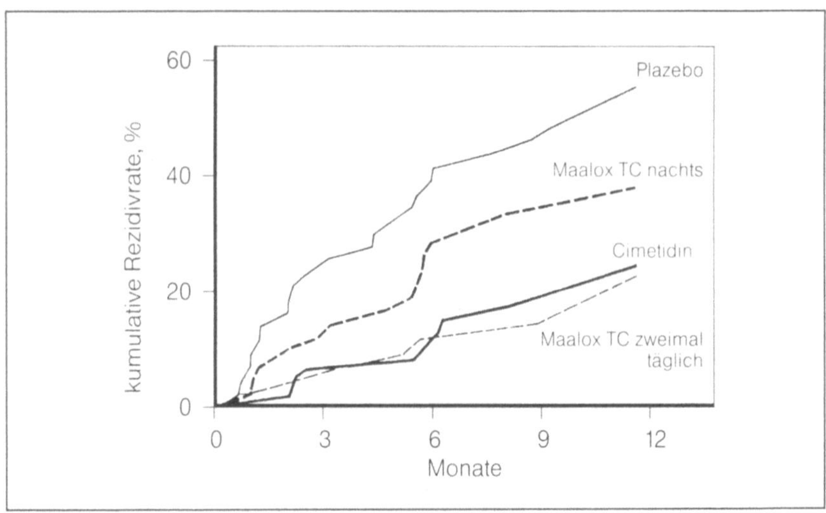

Abb. 2: Verlauf der Rezidivraten beim Ulcus duodeni über einen Zeitraum von 12 Monaten unter einer Therapie mit Plazebo, Antacida (nur nachts), Antacida (2 x täglich) und Cimetidin (400 mg) [1]

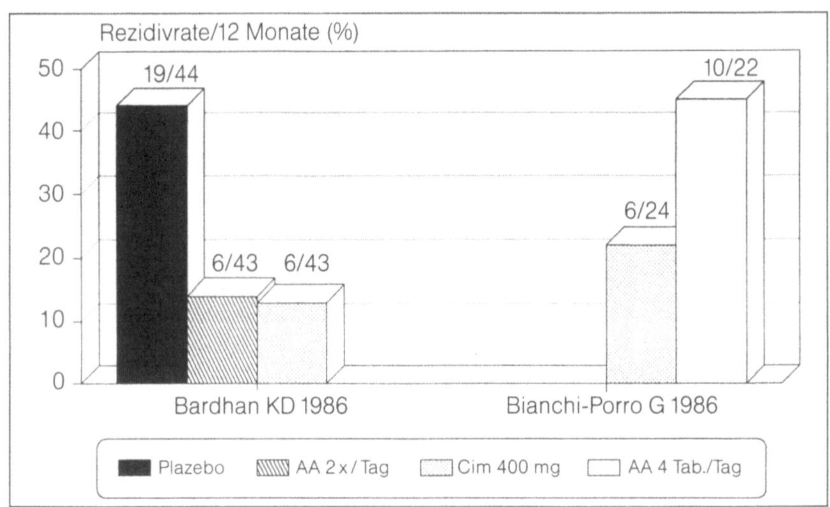

Abb. 3: Symptomatisches Rezidiv des Ulcus duodeni unter Langzeittherapie mit Plazebo, Antacida und Cimetidin. Ergebnisse zweier kontrollierter Studien [1,7]

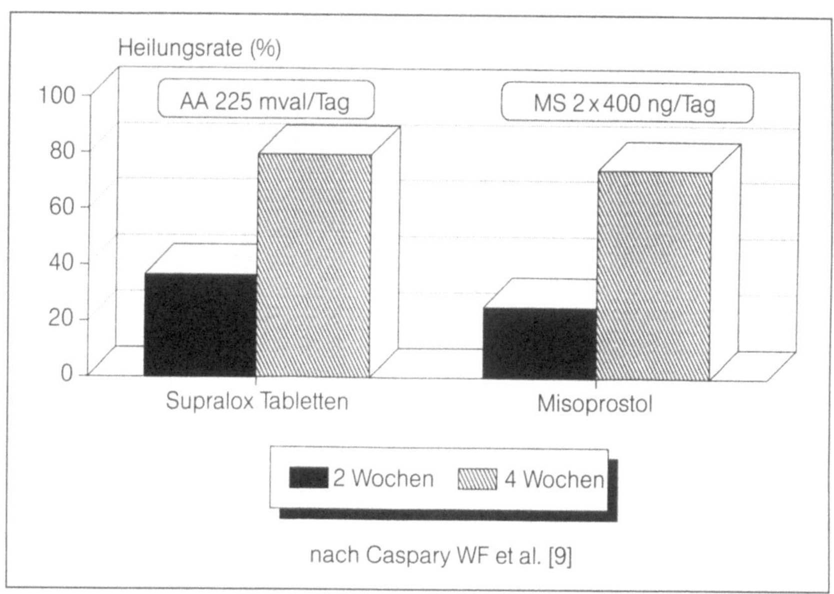

Abb. 4: Abheilung des Ulcus duodeni nach zwei und vier Wochen unter einer Therapie mit einem niedrig dosierten Antacidum in Tablettenform (Supralox®, 225 mmol Säureneutralisationskapazität) und Misoprostol (2 x 400 g/Tag) [9]

baren Abheilungsraten für UD-Patienten unter Therapie mit Misoprostol lagen bei 25,5 % nach zwei Wochen und 74,4 % nach vier Wochen (Abb. 4).
Die Unterschiede der Abheilungsraten waren zwischen beiden Therapiegruppen nicht signifikant. Unter der Therapie mit Antacida besserte sich jedoch die Symptomatik „Nachtschmerz" bei Patienten im Vergleich zur Behandlung mit Misoprostol signifikant (Abb. 5).

Säurereduktion – das einzige Therapieprinzip beim Ulcus duodeni?

Die Studie von BURGET et al. [8] hat eindeutig und klar gezeigt, daß eine positive Korrelation zwischen Ulkusabheilung und folgenden Parametern besteht:
1. dem Grad der Säuresuppression,
2. der Dauer der Säuresuppression,
3. der Länge der Therapie.

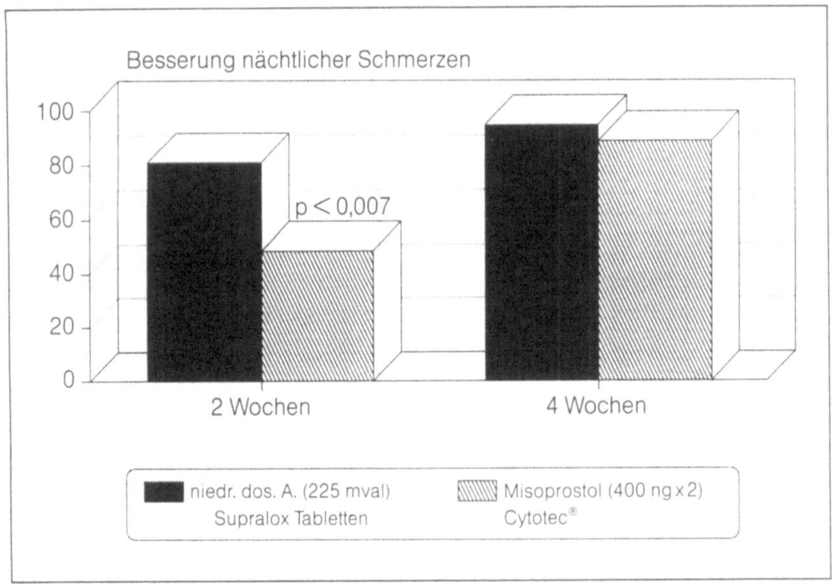

Abb. 5: Symptom „Nachtschmerz" bei Patienten mit Ulcus duodeni unter einer Therapie mit einem niedrig dosierten Antacidum in Tablettenform (Supralox®, 225 mmol Säureneutralisationskapazität/Tag) und Misoprostol (2 x 400 g/Tag) [9]

Zugleich zeigte die Studie, daß eine Anhebung des pH-Wertes über 3 die Heilungsrate nicht weiter beschleunigte. Eine längere Dauer des antisekretorischen Effektes und/oder eine längere Therapiedauer sind für die Heilung des UD von größerer Bedeutung als das Ausmaß der Säuresuppression (Abb. 6).
Die Ausmaße der Säuresuppression, die von H_2-Blockern der ersten oder zweiten Generation oder Omeprazol erzielt werden, werden jedoch bei weitem nicht durch niedrig dosierte Antacida mit Säureneutralisationskapazitäten um 200 mmol erreicht. Es muß deshalb angenommen werden, daß die Säureneutralisation für den Wirkungseffekt der Antacida beim UD wahrscheinlich nur eine untergeordnete Rolle spielt. Auch bei Sucralfat spielt die Säureneutralisation überhaupt keine Rolle.
Zytoprotektive Wirkungen von Antacida wurden experimentell mehrfach nachgewiesen. Untersuchungen von DI JOSEPH et al. [11, 12] zeigten kürzlich, daß die Entfernung der Pufferkapazität aus einem aluminiumhaltigen Antacidum den zytoprotektiven Effekt im Vergleich zum Antacidum mit Neutralisationskapazität deutlich erhöht.

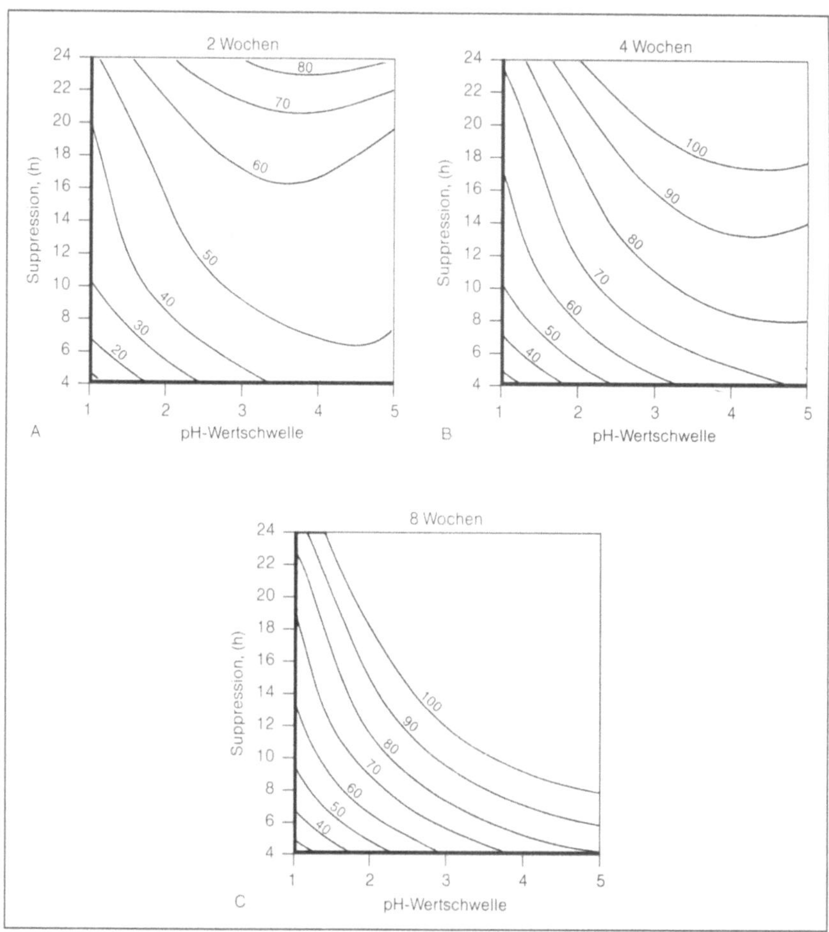

Abb. 6: Grafische Darstellung der Abheilungsraten („Isolinien") des Ulcus duodeni zu fixierten Therapiezeiten (2, 4, 6 Wochen) in Abhängigkeit von der Dauer der Säuresuppression (in Stunden) und dem erzielten pH-Wert. Die Abbildung zeigt, daß mit höheren Abheilungsraten dann zu rechnen ist, wenn die Säuresekretion möglichst lange supprimiert wurde. Weniger eindeutig ist dabei der erzielte pH-Wert [8]

Tab. 3: Antacida bei Ulcus duodeni / Ulcus ventriculi
Mögliche Wirkungsmechanismen

- Säureneutralisation
- Inaktivierung von Pepsin
- Bindung von Gallensäuren / Lysolezithin
- Stimulation der Bikarbonatsekretion
- Verstärkung der „Mukosaprotektion"

Es wird von den Autoren angenommen, daß der zytoprotektive Effekt durch Freisetzung eines Aluminium-Ions (Hexa-aquo-Aluminium-Kation) bewirkt wird. Ob dies der einzige Wirkungsmechanismus ist, muß offenbleiben. Weitere mögliche Wirkungsmechanismen sind in Tab. 3 aufgeführt.

Diskussion

Prof. Sewing:
Hat das Aluminium per se einen Effekt auf die Heilung des peptischen Ulkus? Haben auch Aluminiumsalze ulkusheilende Wirkungen?

Prof. Caspary:
Genaue Informationen über andere Aluminiumkomplexe habe ich nicht. Aber Sucralfat, das ja ein Aluminium-Saccharose-Komplex ist, hat gute Resultate beim Ulcus ventriculi bewirkt, obwohl praktisch keine Säureneutralisationskapazität vorhanden ist.

Prof. Tarnawski:
Wir müssen genau zwischen Zytoprotektion und Ulkusheilung unterscheiden. In erster Linie wirken angesäuerte Antacida zytoprotektiv. Dabei spielt auch die Hyperosmolarität der Aluminiumhydroxidkomplexe eine große Rolle. Die Komplexe haben eine Osmolarität von 3 800 mosmol. Wir wissen aus Studien, daß solche hyperosmolaren Lösungen die Prostaglandinfreisetzung stimulieren können.

Prof. Caspary:

Zytoprotektion besagt noch nicht, daß die Ulzera abheilen. Der beste Beweis ist Misoprostol, ein klassisches zytoprotektives Agens. Misoprostol wirkt nicht, wenn es nur in zytoprotektiv wirksamen Dosen gegeben wird. Erst höhere Dosen sind wirksam, durch die die Säuresekretion reduziert wird.

Anders sieht es bei den Antacida aus. Im Tierexperiment ist nachgewiesen worden, daß sie auch nach Elimination der Neutralisationskapazität zytoprotektiv wirken. Sie sind schon in wirklich geringen Dosen wirksam, die das Säureverhalten im Magen kaum beeinflussen. Wir haben hier also eine Übereinstimmung von zytoprotektiver Wirkung und klinisch nachgewiesener Wirkung beim Patienten.

Prof. Tarnawski:

15 – 20 % der Ulzera heilen unter H_2-Blockern nicht ab. In einer japanischen Studie, bei der Patienten über sechs Monate erfolglos mit H_2-Blockern behandelt wurden, beobachtete man eine Reduktion der Prostaglandinkonzentration auf ein Viertel des Ausgangswertes. Mich würde interessieren, ob diese Patienten für eine Antacidatherapie besonders gut geeignet sind. Gibt es Erfahrungen in der Behandlung solcher Patienten?

Prof. Caspary:

Ich habe persönlich keine Erfahrung. Aber ich glaube, es wird heute sehr schwierig sein, eine solche Untersuchung durchzuführen, da die Forschung sich primär mit dem Helicobacter pylori auseinandersetzt. Allerdings sollten wir Ihrer Anregung nachgehen, denn sie könnte zu weiteren interessanten Forschungsergebnissen führen.

Literaturverzeichnis

1 BARDHAN KD. Are antacids as effective as cimetidine in preventing duodenal ulcer relapse? A multicenter study. Gastroenterology 1986; 90: 1336.
2 BARDHAN KD, HUNTER JO, MILLER JP et al. Antacid maintenance treatment in the prevention of duodenal ulcer relapse. Gut 1988; 29: 1748 – 1754.
3 BECKER U, LINDORFF K, ANDERSEN C, RANLOV PJ. Antacid treatment of duodenal ulcer. Acta Med Scand 1987; 221: 95 – 101.
4 BERSTAD A, RYDNING A, AADLAND E, KOLSTAD B, FRISLID K, AASETH J. Controlled clinical trial of duodenal ulcer healing with antacid tablets. Scand J Gastroenterol 1982; 17: 953 – 959.

5 BERSTAD A, WEBERG R. Antacids in the treatment of gastroduodenal ulcer. Scand J Gastroenterol 1986; 21: 385 – 391.

6 BIANCHI PORRO G, LAZZARONI M, PACE F, PETRILLO M. Longterm low-dose antacid versus cimetidine therapy in the treatment of duodenal ulcer recurrence. Scand J Gastroenterol 1986; 21: 1144 – 1146.

7 BIANCHI PORRO G, PARENTE F, LAZZARONI M, BARONI S, PANZA E. Medium-dose antacids versus cimetidine in the short-term treatment of duodenal ulcer. J Clin Gastroenterol 1986; 8: 141 – 145.

8 BURGET DW, CHIVERTON SG, HUNT RH. Is there an optimal degree of acid suppression for healing of duodenal ulcers? A model of the relationship between ulcer healing and acid suppression. Gastroenterology 1990; 99: 345 – 351.

9 CASPARY WF, HENGELS KJ, KUNERT H et al. Low-dose antacid therapy in the treatment of duodenal ulcer – a multicentre double-blind trial vs. misoprostol. Z Gastroenterol 1991; 29: 411 – 416.

10 CROHN BB, ROSENAK BD. An exhibition of books shown at the graduate fortnight illustrating the progress in gastroenterology. Bul NY Acad Med 1935; 11: 74.

11 DiJOSEPH JF, BORELLA LE, MIR GN. Activated aluminium complex derived from solubilized antacids exhibits enhanced cytoprotective activity in the rat. Gastroenterology 1989; 96: 730 – 735.

12 DiJOSEPH JF, BORELLA LE, WELLS CL, MIR GN. Mucosal protective activity of activated aluminum complex. Digestion 1990: 45: 19 – 25.

13 FAIZALLAH R, DE HAAN HA, KRASNER N et al. Is there a place in the United Kingdom for intensive antacid treatment for chronic peptic ulceration? Br Med J 1984; 289: 869 – 871.

14 FEDELI G, ANTI M, RAPACCINI GL, DE VITIS I, BUTTI A, CIVELLO IM. A controlled study comparing cimetidine treatment to an intensive antacid regimen in the therapy of uncomplicated duodenal ulcer. Dig Dis Sci 1979; 24: 758 – 762.

15 HUNTER JO, WALKER RJ, CROWE J et al. Double-blind randomized multicenter study comparing Maalox TC tablets and ranitidine in healing duodenal ulcers. Dig Dis Sci 1991; 36: 911 – 916.

16 IPPOLITI AF, STURDEVANT RAL, ISENBERG JI et al. Cimetidine versus intensive antacid therapy for duodenal ulcer: a multicenter trial. Gastroenterology 1978; 74: 393 – 395.

17 KUMAR N, VIJ JC, KAROL A, ANAND BS. Controlled therapeutic trial to determine the optimal dose of antacids in duodenal ulcer. Gut 1984; 25: 1199 – 1202.

18 LAM SK, Antacids: the past, the present and the future. Baillière's Clin Gastroenterol 1988; 2: 641 – 654.

19 LAM SK, LAM KC, LAI CL, YEUNG CK, YAM LYC, WONG WS. Treatment of peptic ulcer with antacid and sulpiride: a double-blind controlled study. Gastroenterology 1979; 76: 315 – 322.

20 LAURITSEN K, BYTZER P, HANSEN J, BEKKER C, RASK-MADSEN J. Comparison of ranitidine and high-dose antacid in the treatment of prepyloric and duodenal ulcer: a double-blind controlled trial. Scand J Gastroenterol 1985; 20: 123 – 128.

21 LUX G, HENTSCHEL H, ROHNER HG et al. Treatment of duodenal ulcer with low-dose antacids. Scand J Gastroenterol 1986; 21: 1063 – 1068.

22 MILLER JP. Maintenance of duodenal ulcer healing by antacids. Scand J Gastroenterol 1990; 25 (Suppl 174): 54 – 59.

23 PETERSON WL, STURDEVANT RAL, FRANKL HD et al. Healing of duodenal ulcer with an antacid regimen. N Engl J Med 1977; 297: 341 – 345.

24 WEBERG R, BERSTAD A, LANGE O, SCHULTZ T, AUBERT E. Duodenal ulcer healing with four antacid tablets daily. Scand J Gastroenterol 1985; 20: 1041 – 1045.

25 ZATERKA S, CORDEIRO F, LYRA LGC et al. Very-low dose antacid in treatment of duodenal ulcer. Comparison with cimetidine. Dig Dis Sci 1991; 36: 1383.

How effective are antacids
in the treatment of gastric ulcer?

H. Bosseckert

Klinik für Innere Medizin der Friedrich-Schiller-Universität Jena

Abstract

Antacids are effective therapeutic agents in peptic ulcers. The efficacy of antacids cannot be explained by the acid neutralization capacity only because very low dosages with a daily neutralization capacity of 100-200 ml are already effective.
Other factors are also discussed which may play an active role in ulcer-disease, such as bile acids, Helicobacter pylori, PAF and Crack, as well as how antacids may influence these acid-independant factors.

Was leisten Antacida beim Ulcus ventriculi?

H. Bosseckert

Klinik für Innere Medizin der Friedrich-Schiller-Universität Jena

Zusammenfassung

Ulzera können mit Antacida wirksam behandelt werden. Die Effektivität der Antacida läßt sich nicht allein durch ihre Säureneutralisationskapazität erklären, da schon sehr niedrige Dosierungen mit einer Neutralisationskapazität von 100-200 mmol/Tag Ulzera zur Abheilung bringen. Diskutiert wird auch, inwieweit säureunabhängige Faktoren wie Gallensäuren, der plättchenaktivierende Faktor, exogene Noxen (Crack) und Helicobacter pylori an der Genese des Ulcus ventriculi beteiligt sind und welchen Einfluß Antacida auf diese aggressiven Faktoren haben.

Einleitung

Das Ulcus ventriculi (U. v.) ist ein von der Magenschleimhaut ausgehender Defekt, der – im Unterschied zur Erosion – die M. mucosae mindestens bis in die Lamina submucosa überschreitet (Abb. 1, 2). Es hat eine gute Spontanheilungsrate, d. h. innerhalb von vier Wochen kommt es bei 30 % der Ulzera zu einer Abheilung.
Im Gegensatz zum unkomplizierten Ulcus duodeni, das in den letzten 15 Jahren als Ursache für eine stationäre Aufnahme erheblich abgenommen hat, ist eine solche Tendenz beim U. v. erst in den letzten Jahren erkennbar geworden. Dabei ist allerdings zu bemerken, daß stationäre Einweisungen wegen blutender U. v. deutlich zugenommen haben, was auf den ständig gestiegenen Verbrauch an nichtsteroidalen Antirheumatika (NSAR) bei zunehmender Lebenserwartung zurückzuführen ist.
Folgende Faktoren werden in Therapiestudien beim U. v. bisher nicht oder nicht ausreichend berücksichtigt (Tab. 1):

Die Unterscheidung zwischen akutem und chronischem Ulkus ist wegen der unterschiedlichen Rückbildungsgeschwindigkeit bei Therapiestudien von großer Bedeutung. Aus Tab. 2 gehen die differierenden Kriterien zwischen den Ulkusformen hervor. Dabei ist zu berücksichtigen, daß auch das chronische Ulkus im floriden Stadium keine Faltenkonvergenz zeigt und in diesem Stadium rund oder oval ist.

Auch das Ulkusstadium innerhalb des Ulkuszyklus müßte bei Medikamentenstudien berücksichtigt werden. Es ist verständlich, daß ein Ulkus im Abheilungsstadium I (Abb. 3, 4, 5) eine kürzere Zeitspanne bis zum Narbenstadium braucht als ein Ulkus im floriden Stadium I.

Des weiteren bedingt die Lokalisation des Ulkus eine unterschiedliche Beeinflußbarkeit der Ulkusheilung. So heilen präpylorische Ulzera, bei denen das Sekretionsverhalten der Magenschleimhaut dem eines Ulcus duodeni entspricht, ganz besonders schlecht. Hochsitzende Ulzera weisen auf eine weit fortgeschrittene Ausbreitung der B-Gastritis hin.

Abgesehen von den präpylorischen Ulzera ist die Säuresekretion beim U. v. vermindert. Trotzdem reicht diese Säuremenge aus, um zu einem Ulkus zu führen. Die Menge ist für die beim U. v. veränderte Schleimhaut noch zu groß. Deshalb sind auch hier säurevermindernde Maßnahmen therapeutisch einsetzbar. Andererseits weist allein diese Tatsache darauf hin, daß die Säure nur ein Faktor in der Ulkuspathogenese sein kann.

Ätiopathogenese des Ulcus ventriculi

Auch heute gilt noch, daß ein gestörtes Gleichgewicht von aggressiven und protektiven Faktoren schließlich zur Ulkusentstehung führt. Die aggressiven Faktoren werden in endogene und exogene Noxen eingeteilt (Abb. 6). Es soll hier nur auf die Faktoren eingegangen werden, die in den letzten Jahren in den

Tab. 1: Faktoren, die in Therapiestudien keine oder ungenügende Berücksichtigung finden

- Die Differenzierung zwischen akutem und chronischem Ulkus,
- das Stadium des Ulkus in seinem Abheilungsverlauf,
- die Lokalisation des Ulkus,
- der Sekretionsstatus des ulkustragenden Magens,
- die Größe des Ulkus.

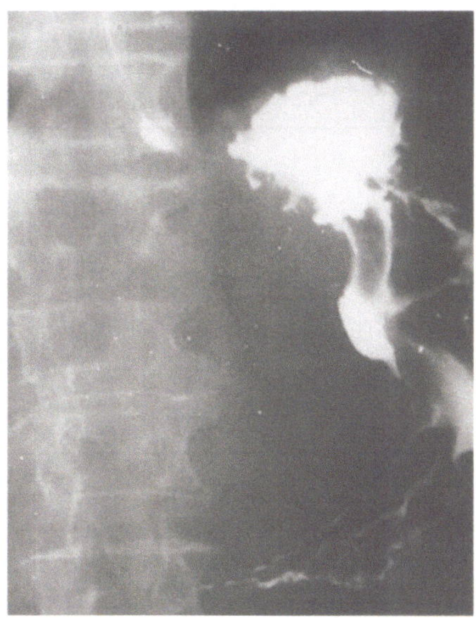

Abb. 1: Typisches Ulcus ventriculi an der kleinen Kurve, proximal des Angulus

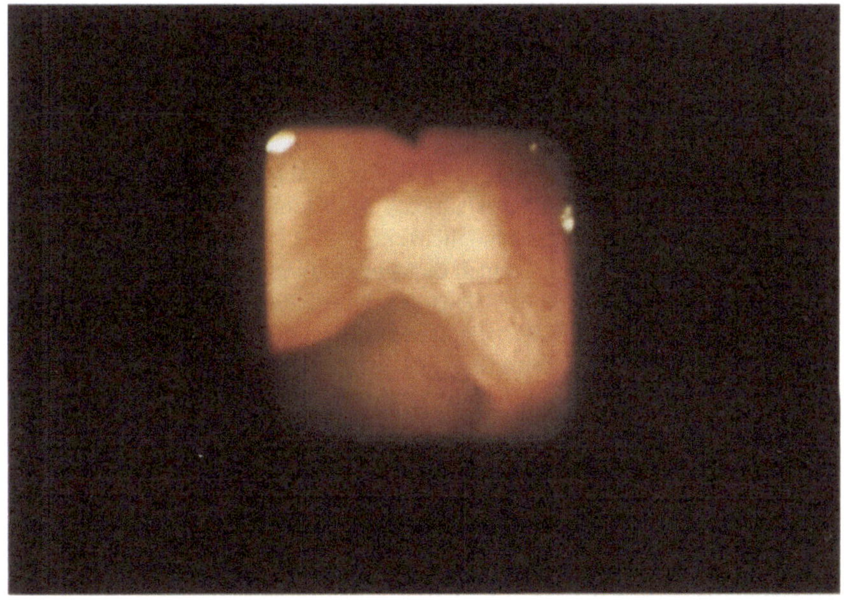

Abb. 2: Entsprechendes endoskopisches Bild (florides Stadium II)

Tab. 2: Unterschied zwischen akutem und chronischem Ulcus ventriculi

Akutes Ulkus	Chronisches Ulkus
oft multipel	meistens solitär
rund oder oval	rund oder oval, nicht selten linear, rhomboid, bizarr
ohne deutlichen Randwall	aufgeworfener Randwall
ohne deutliche Faltenkonvergenz	deutliche Faltenkonvergenz
keine Fibrose, geringe Zellinfiltration	Fibrose und erhebliche Zellinfiltration
schnelle Rückbildung	verzögerte Rückbildung

Vordergrund getreten sind, während die schon lange Jahre akzeptierten Noxen nicht weiter besprochen werden. Die Erkenntnis, daß – gegenüber den von FORDTRAN et al. [21] geforderten hohen Dosen an Antacida zur Behandlung der Ulzera – auch wesentlich geringere Mengen dieser Medikamente ausreichen, um therapeutisch wirksam zu sein (eine Neutralisationskapazität von 200 mmol/Tag wird derzeit als ausreichend angesehen [22]), ohne – insbesondere in der Nacht – im pH-Therapiebereich zu liegen (Abb. 7), machte auf zusätzliche Wirkungsweisen dieser Substanzen aufmerksam. BLUM [5] zeigte außerdem, daß selbst durch ein potenteres Antacidum wie Maalox 70 die Azidität des Magensaftes nur wenig vermindert und selten über einen pH-Wert 4 angehoben wird.

Untersuchungen über das Vorkommen des gastroduodenalen Refluxes beim Ulcus ventriculi und die Bindungsfähigkeit des Aluminiumhydroxids für Gallensäuren bieten eine Erklärungsmöglichkeit.

Während Gesunde nur zu 7 % einen duodenogastralen Reflux aufweisen [13], konnte ein solcher bei 63 % der Ulcus ventriculi-Patienten beobachtet werden (Abb. 8). Unsere eigenen Untersuchungen [6] (Bestimmung der Gallensalze im gezielt abgesaugten Nüchternsaft des Magens) zeigen, daß das U. v. durch erhöhte Werte der Desoxycholsäure sowie der Taurodesoxycholsäure und Cholsäure gekennzeichnet ist. In der univariaten Varianzanalyse ist schon durch die Bestimmung der Taurochenodesoxycholsäure eine Differenzierung der U. v.-Kranken von den Gruppen „ohne pathologischen Befund", akute Gastritis, atrophische Gastritis, Ulkusnarben und Erosionen möglich (Abb. 9). Histologisch zeigt sich eine enge Korrelation zur Schwere der Magenschleimhautveränderungen. Die höchsten Gallensalzkonzentrationen werden bei einer Umbaugastritis im Antrum und Corpus gefunden, gefolgt von Umbaugastritis

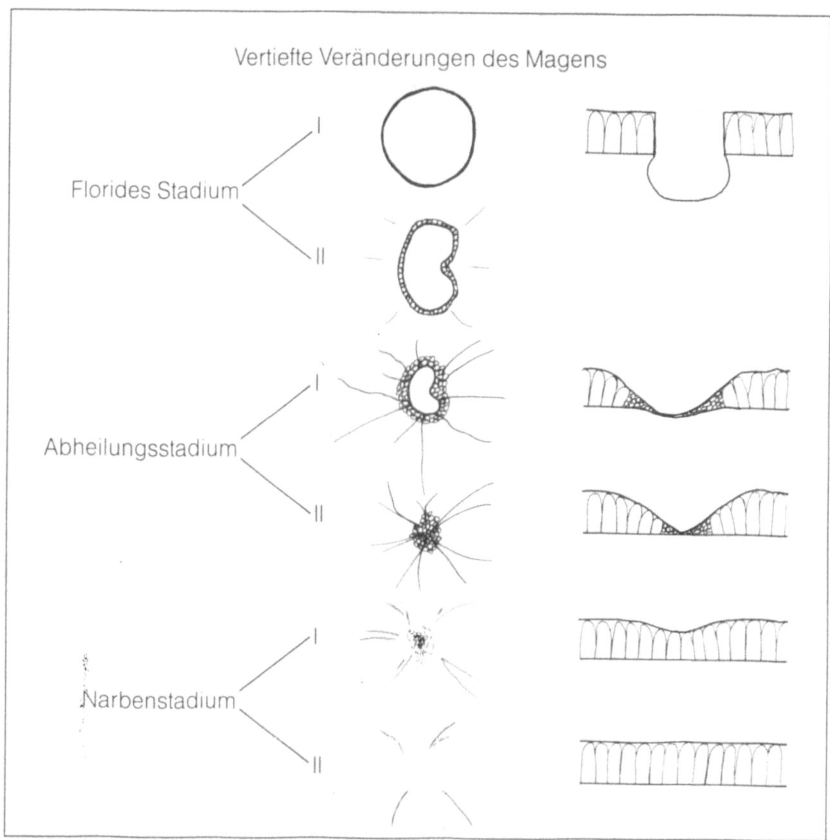

Abb. 3: Stadienverlauf eines Ulcus pepticum

im Corpus und Umbaugastritis im Antrum. Alle Lokalisationen der Umbaugastritis lassen sich von der Oberflächengastritis differenzieren. Gallensäuren und
ihre Derivate können durch ihre Detergenzwirkung an der Magenschleimhaut
funktionelle und strukturelle Veränderungen hervorrufen [8 – 12]. So wird z. B.
die Bikarbonatsekretion des Magens durch Taurocholat eingeschränkt und die
Viskosität und Elastizität der Schleimschicht vermindert [20].
Neuere Untersuchungen von KURTZ et al. [30] über die Abhängigkeit der Gal-
lensäurenabsorption vom pH-Wert und der Antacidummenge am „quasiphysio-
logischen Refluat Magensaft" ließen die beste Gesamtgallensäurenabsorption
beim pH-Wert 3 erkennen. Dabei wurden die toxischen, mehr apolaren lipophi-

145

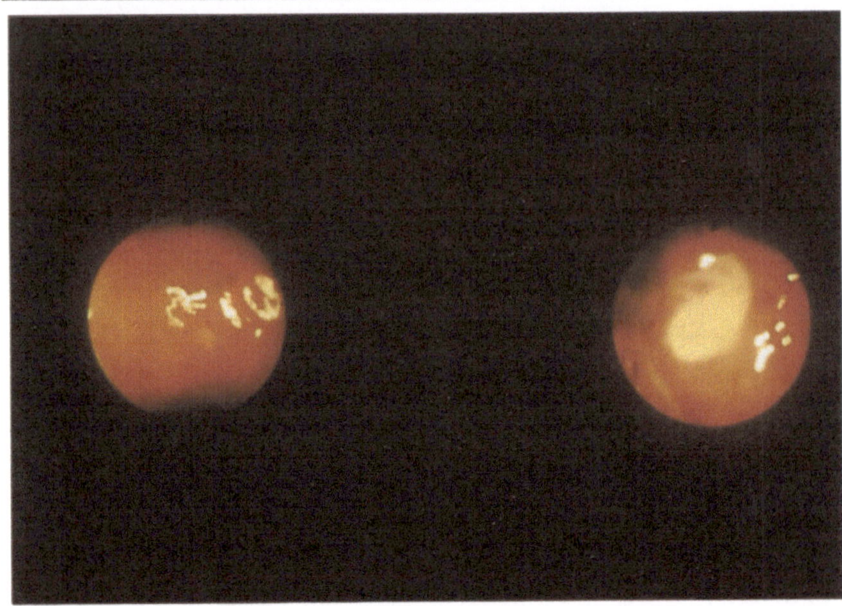

Abb. 4: Abheilungstadium I eines Ulcus ventriculi

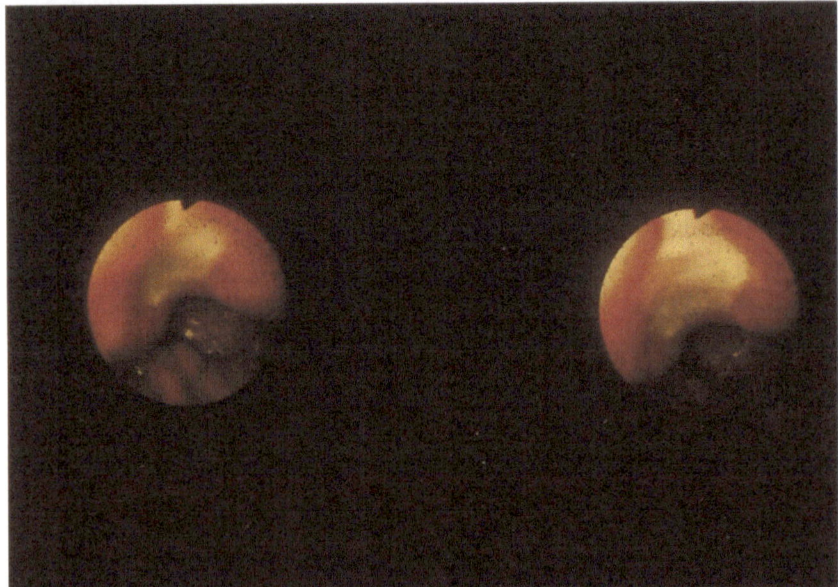

Abb. 5: Florides Stadium I eines Ulcus ventriculi

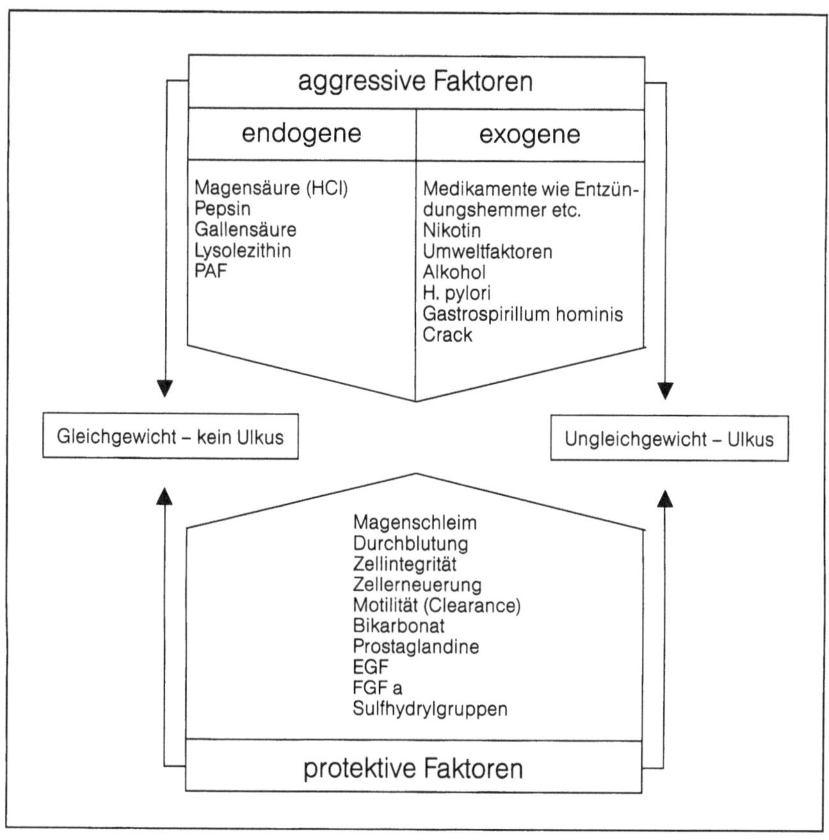

Abb. 6: Aggressive und protektive Faktoren in der Ulkusentwicklung

len Gallensäuren am stärksten absorbiert. Dem entsprechen auch Untersuchungen von CASPARY und GRAF [11], die eine bessere Bindung für Glykokonjugate als für die stärker polaren Taurokonjugate ergaben. Die gute Gallensäurenbindung bei niedrigem pH-Wert und die in diesem Bereich nur noch geringe Dosisabhängigkeit könnten – wenigstens zum Teil – die Effektivität der modernen Antacida bei niedriger Dosierung erklären. Die Wirkung der aluminiumhydroxidhaltigen Antacida auf das Pepsin ist ebenfalls nicht allein durch die pH-Wertanhebung zu erklären, sondern durch die stark absorbierende und präzipitierende Kraft des Antacidums.

pH		
8	Inaktivierung von Pepsin, Störung der Eiweißverdauung	Mikrobieller Invasionsbereich
7	Mikrobielle Invasion durch Verlust der Säurebarriere	
6	Säure-Rebound	
5	Motilitätsbeschleunigung	
4	**Therapiebereich**	Therapeutischer Bereich
3		
2	Persistenz der Säureschmerzen	Aggressionsbereich
1	Pepsin Aggression	} Plazebo-Heilungsrate
	Aggression durch Refluxfaktoren	

Abb. 7: Bedeutung des pH-Wertes für die Magenphysiologie

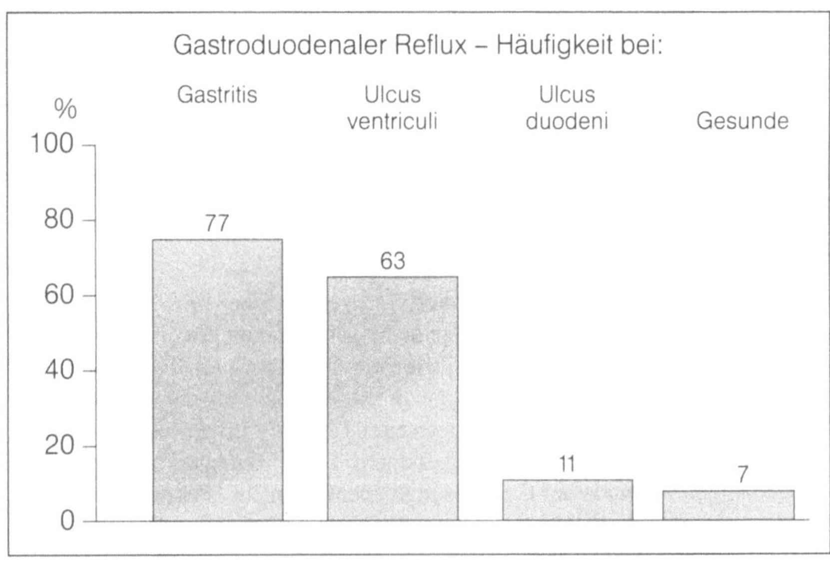

Abb. 8: Duodenogastraler Reflux bei Magenerkrankungen (nach [6])

Plättchenaktivierender Faktor

Experimente, die über eine Störung der Kapillaren und Sammelvenen zu einer mukosalen Minderdurchblutung führen, machen es wahrscheinlich, daß Xanthinoxidase-assoziierte Superoxid-Anionen und die Bildung des plättchenaktivierenden Faktors (PAF) an der Ulkusentstehung beteiligt sein können [29].

Crack

Spricht man von exogenen Noxen der Ulkusentstehung, muß auf Crack, ein gereinigtes Kokainderivat, hingewiesen werden, da in großen Städten mit einer erheblichen Zunahme von Crack-Ulzera gerechnet werden muß. Die schädigende Wirkung des Cracks ist auf seine vasokonstriktorische Wirkung zurückzuführen. Es kommt nach ein- bis fünftägiger mäßiger Schmerzsymptomatik plötzlich zur Perforation des Ulcus ventriculi ohne Fieber und ohne Leukozytose [1].

Helicobacter pylori

Infektionen der Magenschleimhaut durch Helicobacter pylori bzw. seltener durch Gastrospirillum hominis haben im Hinblick auf die Ulkusentwicklung große Beachtung gefunden. Das Ulcus duodeni ist zu fast 100 %, das Ulcus ventriculi zu 80 % mit einem Befall durch H. pylori verbunden und dementsprechend auch mit einer chronischen B-Gastritis. Die finnische Arbeitsgruppe um SIPPONEN [45] konnte zeigen, daß das Risiko, ein Ulcus ventriculi zu entwickeln, über einen Beobachtungszeitraum von 10 Jahren auf über das 20fache bei Männern bzw. das 10fache bei Frauen ansteigt, wenn eine schwere Antrumgastritis besteht.
Bisher wurden acht Biotypen des Keimes isoliert, die teilweise eine unterschiedliche Ansprechbarkeit auf Antibiotika erkennen lassen [34]. Außerdem bestehen bezüglich einer Ulkusentwicklung wahrscheinlich Unterschiede in der Toxizität zwischen den verschiedenen H. pylori-Stämmen. So produzieren Stämme, die bei einem Ulkus gefunden werden, höhere Phospholipase C-Werte [16]. Außerdem wurden in einer Studie von CRABTREE et al. [14] nur bei den Patienten peptische Ulzera gefunden, bei deren H. pylori-Stämmen das 120 kDa Protein nachgewiesen werden konnte. Die schädigende Wirkung des H.

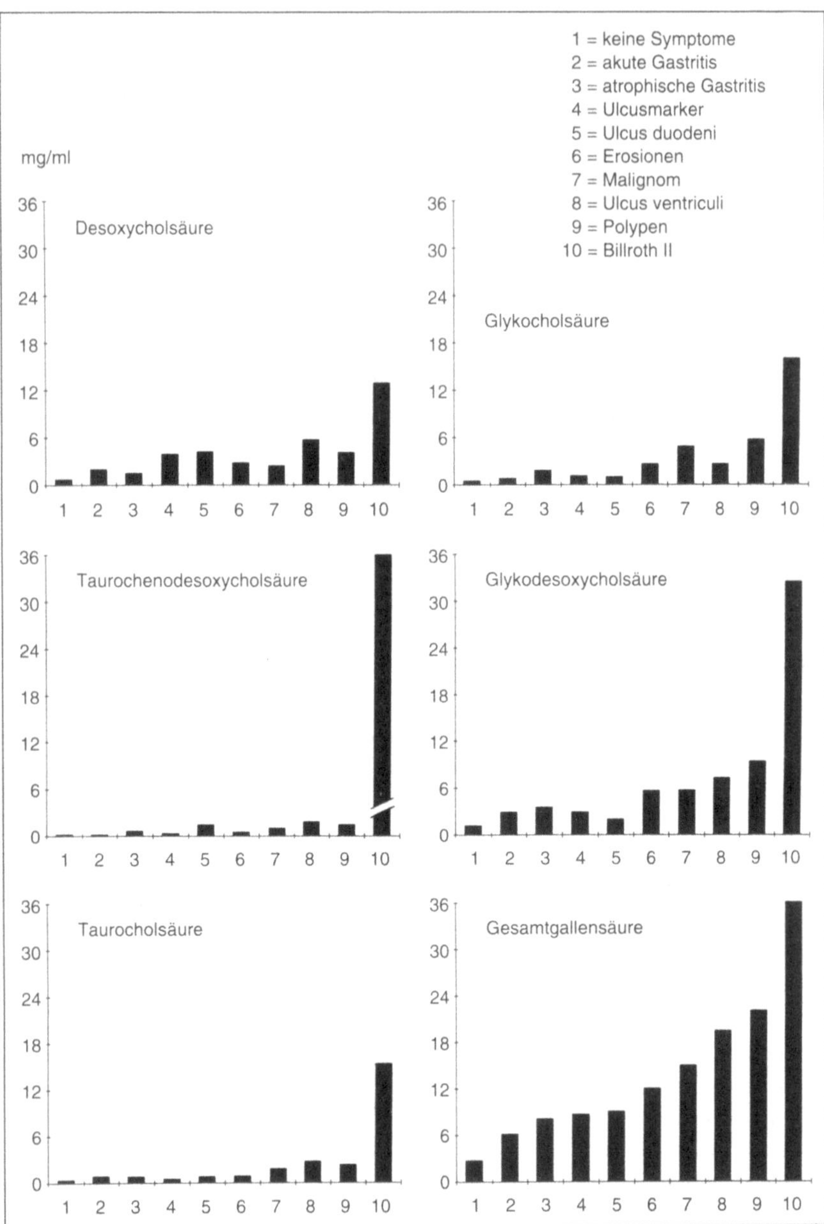

Abb. 9: Gallensalzkonzentration im Nüchternsaft des Magens (nach [7])

pylori wird auf toxische Substanzen, die von dem Keim gebildet werden, und auf immunologische Reaktionen als Folge der Keimbesiedelung zurückgeführt (Tab. 3). Am längsten ist die starke Ammoniakbildung durch das ureaseproduzierende Bakterium bekannt. Das Ammoniak soll durch die Bildung von Ammonium-Ionen (schnelle vaskuläre Schädigungen) auf den Trikarbonzyklus hemmend sowie durch die Bildung von Hydroxylamin und Monochloramin toxisch auf die Zellen wirken. In diesem Sinne wird auch der Einfluß von Proteasen, Lipasen und Phospholipasen gesehen, die von dem Keim gebildet werden. Die Hemmung des Feedback-Mechanismus auf die G-Zellen des Antrums durch das Ammoniak, die für die Hyperchlorhydrie bei den Ulcus duodeni-Kranken verantwortlich gemacht wurde, muß wohl bezweifelt werden. Andererseits wird der bakteriellen Katalase die Eigenschaft zugeschrieben, durch Abbau des Wasserstoffperoxids die Bakterizidie des Magenmilieus zu stören, d. h. dem Bakterium das Überleben auf einer entzündlich veränderten Magenschleimhaut zu erlauben [23]. Adhäsine des H. pylori, die stärker an Rezeptoren der Antrummukosa als die des Fundus binden [32], sind die Voraussetzung für das Auslösen zytopathischer Effekte.

An diskutierten und untersuchten Zytotoxinen werden noch genannt: Ein Toxin, das zur intrazellulären nichtletalen Vakuolisation führt (130 kDa Polypeptid) [9] und ein Urease-assoziiertes Hitzeschockprotein (HSP 62), das eine Homologie zum menschlichen Chaperzonin und anderen HSP 60-Proteinen hat. Ein weiterer Faktor, der die schädigende Wirkung des H. pylori auf die Magenschleimhaut bedingen könnte, ist die Bildung des Thrombozyten-aktivierenden Faktors (PAF) [17]. Die Infektion der Magenschleimhaut durch H. pylori führt zu einer mukosatypischen Immunantwort in Form einer Ausdehnung der epithelialen MHC (Major histocompatibility complex)-Antigenexpression von der Drüsenhalsregion zu den Foveolae in apikaler Richtung, zu den Glandulae und zu einer Zunahme der interdigitierenden, dendritischen Zellen. In diesem Zusammenhang bilden sich perifoveoläre Cluster aus CD_4- und CD_8-positiven T-Zellen mit einem Überwiegen des CD_4-Phänotyps. Außerdem entwickeln sich Lymphozytenaggregate, die schließlich mit Keimzentren zu Lymphfollikeln werden.

H. pylori-Keime synthetisieren und sezernieren eine Substanz (wahrscheinlich N-Formyl-methionyl-leucyl-phenylalanin (FMLP)), die für den Granulozyteneinstrom in die Mukosa verantwortlich ist. Immunkomplexe aus H. pylori und spezifischen Antikörpern potenzieren die oxidative Explosion, die zur Schleimhautschädigung führen kann [37]. Auch die Kreuzreaktion von primär gegen den H. pylori-Befall gebildeten Antikörpern mit Magenantrummukosa wird als schädigender Mechanismus erörtert [40]. In diesem Zusammenhang ist auch

Tab. 3: Schleimhautschädigende Faktoren des H. pylori

Toxische Faktoren	Immunologische Faktoren
Ammoniak	chemotaktischer Faktor (FMLP?) (N-Formyl-methionyl-leucyl-phenylalanin)
– Ammonium–Ionen	kreuzreagierende Antikörper
– Hydroxylamin (NH_2OH)	spezifische IgE-Antikörper
– Monochloramin (NH_2Cl)	IgG- und IgA-Antikörper
Proteasen	verstärkte Expression von Klasse II-Antigenen
Lipasen	
Phospholipase C	TNF α
Katalase	Adhäsine
PAF	Zytotoxine (130 kDa, HSP 62)

der Nachweis einer spezifischen IgE-Immunantwort auf eine H. pylori-Infektion zu sehen [2]. Histopathologische Untersuchungen u. a. von CHAN et al. [15] weisen auf den engen Zusammenhang zwischen H. pylori-Infektion und Ulcus ventriculi-Entstehung hin. Die Autoren beobachteten für diese Ulzera charakteristische Veränderungen in Form von Verlust der apikalen Schleimschicht einzelner Zellen, Epithelzellverlust, epithelialen Pits, Erosionen und zellulären Büscheln als Hinweise auf eine zelluläre Schädigung und Regeneration.
Es kommt durch die H. pylori-Infektion, also über FMLP, zur Einwanderung von Granulozyten und Makrophagen in die Magenschleimhaut und primär zur Entwicklung einer typischen akuten Gastritis. Die verstärkte und ausgedehnte Expression von Klasse II-Antigenen, die Bildung von IgG- und IgA-Antikörpern und die Komplementaktivierung, wobei auch Tumornekrosefaktor α (TNFα) gebildet wird, führen zur lokalen Immunantwort.
Auf die protektiven Faktoren kann nicht weiter eingegangen werden, obwohl viele neue Erkenntnisse für die Bedeutung des epidermalen Wachstumsfaktors (EGF) bei der Ulkusverhinderung gewonnen wurden. Er stimuliert nicht nur die epitheliale Zellerneuerung, sondern setzt auch Prostaglandine, SH-Gruppen und Somatostatin frei, hat eine enge Beziehung zum pS2 Protein in der Magenschleimhaut [12] und wird wahrscheinlich über die Polyamine wirksam [43]. Das gilt auch für den Fibroblasten Wachstumsfaktor (β-FGF) [12] und den Sulfhydryl-Gruppengehalt der Mukosa [8].

Auch neuere Erkenntnisse über die Möglichkeiten der Ulkusentstehung durch wiederholte kurzfristige Blockaden der Endoarterien und den Zusammenhang mit Calcitonin gene-related peptid, d. h. das Zusammenspiel zwischen Blutfluß und muskulärer Aktivität der M. mucosae [25], können nur erwähnt werden. In Tab. 4 sind die möglichen protektiven Wirkungen der Antacida im Hinblick auf die Therapie des Ulcus pepticum dargestellt.

Therapieergebnisse mit Antacida beim Ulcus ventriculi (Tab. 5)

Ganz allgemein ist festzustellen, daß wesentlich weniger Therapiestudien beim U. v. als beim Ulcus duodeni durchgeführt wurden. Diese Aussage trifft ganz besonders für Studien mit Antacida zu. Hinzu kommt eine Bevorzugung von Studien, die H_2-Blocker, Protonenpumpenhemmer oder auch zytoprotektive Medikamente betrachten, so daß zu den Zusammenstellungen von LANZA und SIBLEY [31] nur wenige andere Ergebnisse hinzugefügt werden können. BUTLER und GERSH [10] verglichen an 28 Patienten mit einem U. v. über drei Wochen die Wirksamkeit eines flüssigen Antacidums mit einem Plazebo, das alle zwei Stunden über den Tag verteilt gegeben wurde. Danach waren die Ulzera bei 61,5 % der Plazebogruppe und bei 53 % der Verumgruppe abgeheilt. Dementsprechend negativ fiel ihre Beurteilung der Wirksamkeit der Antacida aus. ENGLERT et al. [19] behandelten 230 U. v.-Kranke über sechs Wochen mit Cimetidin bzw. Antacida oder der Kombination von beidem. Sie konnten nach vier und sechs Wochen keine signifikanten Unterschiede zwischen den Heilungsraten der verschiedenen Behandlungsgruppen finden. Durch die Kombinationsbehandlung konnte nur ein geringfügig besseres Ergebnis als mit den Monotherapien erreicht werden.

Tab. 4: Protektive Wirkmechanismen der Al-Mg-haltigen Antacida

Chemischer Schutz
  – Neutralisation der Magensäure
 	
Physikochemischer Schutz
  – Absorption von Pepsin, Gallensäuren und Lysolecithin
  – Radikalfänger [39]
  – Kalziumantagonist (Mg^{++}) [47]
 	
Physiologischer Schutz
  – Prostaglandinfreisetzung
  – Beteiligung von Sulfhydrylgruppen

Tab. 5: Wirksamkeit von Antacida und H_2-Blockern beim Ulcus ventriculi

Autoren	Komplette Heilung in %			Dauer der Therapie in Wochen
	Antacidum	H_2–Blocker	Plazebo	
Butler, Gersh [10]	53 (550)	–	61,5	3
Englert et al. [19]	61 (328)	59	–	6
Isenberg et al. [26]	38, 70, 84 (320)	53, 86, 89	26, 58, 70	4, 8, 12
Pace et al. [41]	43, 76 (120)	52, 89	–	4, 8
Sherbaniuk et al. [44]	43 (203)	74	–	6
Bezuidenhout et al. [3]	35 (105)	58	–	4
Miederer et al. [35]	65, 80 (100)	70, 83	–	4, 8
Pace et al. [42]	43, 76, (120)	53, 89	–	4, 8
Hollander et al. [24]	100 (110)	–	50	4
Littmann et al. [33]	89, 100 (560)	–	52, 76	2, 4

( ) = Neutralisationskapazität in mmol/Tag

Die Arbeitsgruppe um ISENBERG [26] führte an 101 U. v.-Patienten eine Doppelblindstudie über 12 Wochen durch und kontrollierte dabei die Ulkusabheilung nach 4, 8 und 12 Wochen. Es wurden Cimetidin, Antacida und Plazebo verglichen. Dabei zeigte sich unter dem H_2-Blocker eine schnellere Abheilung, nach 12 Wochen aber kein Unterschied mehr. Die Autoren schlußfolgerten, daß bei einer gewünschten schnellen Abheilung die Antacidadosen (320 mmol/Tag) erhöht werden müßten bzw. die H_2-Blocker vorzuziehen seien.

Zu ähnlichen Ergebnissen kamen PACE et al. [41], die über acht Wochen Cimetidin oder Antacidum verabreichten. Während dieser Zeit führten die H_2-Blocker zu etwas besseren Ergebnissen, obwohl kein signifikanter Unterschied festzustellen war. In der Studie von SHERBANIUK et al. [44] an 38 U. v.-Kranken über sechs Wochen wurde mit Heilungsraten von 43 % bzw. 74 % durch Antacida bzw. Cimetidin ein signifikanter Unterschied verzeichnet. Die Effektivität von Antacida und Ranitidin auf die Heilung des U. v. wurde von BEZUIDEN-HOUT et al. [3] über einen Zeitraum von vier Wochen verglichen. Diese kurze Behandlungsdauer erklärt auch die entsprechenden Heilungsraten von 35 bzw. 58 %, die untereinander statistisch nicht unterschiedlich waren. Die Untersucher fanden aber eine statistisch zu sichernde, deutlich frühere Symptomfreiheit unter Ranitidin.

MIEDERER et al. [35] erreichten mit der erstaunlich niedrigen Tagesdosis von 100 mmol Antacidum im Vergleich zum H_2-Blocker ähnliche Ulkusabheilungswerte nach vier und acht Wochen. Das trifft auch für eine Multicenter-Studie mit 146 U. v.-Patienten zu [42], bei der eine Tagesdosis von 120 mmol Antacidum mit Cimetidin verglichen wurde. Sowohl in der Abheilungsrate als auch im Abklingen der Beschwerdesymptomatik bestanden keine Unterschiede. Kaum vorstellbare Abheilungsraten werden in den Studien von HOLLANDER [24] und.LITTMAN [33] sowohl für Antacida als auch Plazebo angegeben, wobei ein signifikanter Effekt der Antacida zu erkennen ist.

Langzeittherapie und Rezidivquote (Tab. 6)

Zu dieser Problematik liegen kaum Studien vor. MORGAN et al. [38] verfolgten 82 U. v.-Patienten unter einer Therapie mit 400 mg Cimetidin bzw. 2 x 1 Tbl. Caved-S (Succ. Liquir 380 mg, Al $(OH)_3$-Gel 100 mg, $MgCO_3$ 200 mg = 40 mmol Neutralisationskapazität) über zwei Jahre und weitere vier Monate nach Absetzen der Medikation. Dabei fanden sich unter der Langzeittherapie nach ein bzw. zwei Jahren ähnliche Rezidivquoten von 10 % und 17 % bzw. 12 % und 20 %. Nach Beendigung dieser Therapie war die Rezidivquote mit 30 % bei den mit Cimetidin behandelten Patienten deutlich höher.

MIYAKE et al. [36] verglichen die Effektivität eines Antacidums mit der Gabe einer Kombination aus Antacidum und Sucralfat über einen Zeitraum von 18 Monaten an 167 Patienten mit kürzlich abgeheiltem U. v. Nach 6monatiger Behandlung wurde die Medikation abgesetzt und über weitere 12 Monate eine Beobachtung durchgeführt. Am Ende der Langzeittherapie war die Rezidivquote bei alleiniger Antacidagabe gut doppelt so hoch wie unter der Kombinationstherapie. Auch in der Nachbeobachtungszeit lagen die Rezidivquoten bei ausschließlicher Antacidagabe über denen der Kombinationsbehandlung.

Schlußfolgerungen

Die derzeit gebräuchlichen Antacida sind in der Ulkusbehandlung wirksame Medikamente. Dabei beruht ihre Effektivität nicht allein auf ihrer Neutralisationskapazität, die diese Wirksamkeit nicht erklärt. Der Nachweis, daß schon Antacidamengen mit einer Neutralisationskapazität von 100 – 200 mmol/Tag wirksam sind, und die jetzt zur Verfügung stehenden Präparate mit einer hohen Neutralisationskapazität machen sie wieder interessant. Das gilt insbesondere

155

Tab. 6: Langzeittherapie und Rezidivquote

Autoren	Rezidivrate		Therapiedauer (Monate)	nach Absetzen der Therapie
	Antacidum	Vergleichs-präparat		
Morgan et al. [38]	Caved–S 12, 20/9[+]	Cimetidin 10, 17/30[+]	12, 24	4
Miyake et al. [36]	AI (OH)$_3$ + MgO	Sucralfat + Antacidum		
	6,13,17/23, 31, 35[+]	4, 6, 7/13, 21, 22[+]	2, 4, 6	8, 12, 16 + 18

[+] Rezidivrate nach Absetzen der Therapie

für die sogenannten Entwicklungsländer. In den Industriestaaten sind z. Z. die H_2-Blocker marktbeherrschend, obwohl ihnen durch die Protonenpumpeninhibitoren große Konkurrenz erwächst. In diesen Konkurrenzkampf können die Antacida beim U. v. nur dann eingreifen, wenn der Nachweis geführt werden könnte, daß eine einmalige abendliche Verabreichung die gleiche Wirkung auf die Ulkusheilung ausübt.

Diskussion

Prof. Rösch:
Gibt es Antacidastudien, bei denen kein Aluminiumhydroxid eingesetzt worden ist?

Prof. Caspary:
In allen Studien, die ich Ihnen aufgelistet habe, wurden aluminiumhydroxidhaltige Antacida eingesetzt.

Prof. Bosseckert:
Auch die Studien, die ich kenne, sind mit aluminiumhydroxidhaltigen Antacida durchgeführt worden.

Prof. Gugler:
Wenn sich zeigen ließe, daß die Rezidivneigung nach Antacidatherapie geringer ist als nach hochpotenter Säureblockade, würde ich eine Chance für die

Antacida sehen. Die von Herrn Tarnawski vorgestellten Daten haben so etwas anklingen lassen. Gibt es Daten über Ulkusrezidive nach Antacidatherapie im Vergleich zu H_2-Blockern und Omeprazol?

Prof. Bosseckert:

Es gibt beim Ulcus ventriculi zwei Studien. In der ersten Studie hat Morgan eine Kombination aus Aluminiumhydroxid, Magnesiumkarbonat und Succus liquiritiae mit Cimetidin verglichen. In der Therapiephase war die Abheilung praktisch gleich. Nach Absetzen der Medikation war die Rezidivquote unter Cimetidin fast doppelt so hoch wie unter Antacida. Die zweite Studie stammt aus dem Jahre 1982. Damals wurden Antacidum und Antacidum plus Sucralfat verglichen. Das Ergebnis war etwas anders: Nach Beendigung der Kombinationstherapie traten nur halb so viele Rezidive auf wie nach der alleinigen Antacidabgabe.

Literaturverzeichnis

1 ABRAMSON DL, GERTLER JP, LEWIS T, GRAL JG. Crack-related perforated gastropyloric ulcer. J Clin Gastroenterol 1991; 13: 17 – 19.

2 ACETI A, CELESTINO D, CAFERRO M, CASALE V, CITARDA F, CONTI EM et al. Basophil-bound and serum immunoglobulin E directed against Helicobacter pylori in patients with chronic gastritis. Gastroenterology 1991; 101: 131 – 137.

3 BEZUIDENHOUT DJJ, PEROLD JG, ADAMS G. A comparison of 4-week peptic ulcer healing rates following treatment with antacids and ranitidine. S Afr Med J 1984; 65: 1007 – 1009.

4 BLACK RB, HOLE D, RHODES J. Bile damage to the gastric mucosal barrier: the influence of pH and bile acid concentration. Gastroenterology 1971; 61: 178 – 184.

5 BLUM AL. Stellung der Antazida in der modernen Ulkustherapie. Dtsch Med Wochenschr 1985; 110: 3 – 7.

6 Bosseckert H, Fuckel R, Winnefeld K. Gallegehalt im Magensaft bei Magenerkrankungen. Noch nicht veröffentlicht.

7 BRACKMANN H-P. Physiologisch-logische Wirkprinzipien in der Ulkustherapie. Therapiewoche 1985; 35: 4007 – 4023.

8 BRZOZOWSKI T, MAJKA J, GARLICKI J, DROZDOWICZ D, KONTUREK S. Role of polyamines and prostaglandins in gastroprotective action of epidermal growth factor against ethanol injury. J Clin Gastroenterol 1991; 13 (Suppl 1): 98 – 100.

9 BUGNOLI M, ARMELLINI D, FIGURA N, ROSSOLINI A. The 130 kDa vacuolizing cytotoxin-associated protein is a component of cytotoxic Helicobacter pylori organisms. Ital J Gastroenterol 1991; 23 (Suppl 2): 37.

10 BUTLER ML, GERSH H. Antacid vs placebo in hospitalized gastric ulcer patients: A controlled therapeutic study. Am J Dig Dis 1975; 20: 803 – 807.

11 CASPARY WF, GRAF S. Bindung von Gallensäuren an Antazida. Dtsch Med Wochenschr 1978; 103: 825 – 827.

12 CHAN WY, HUI PK, CHAN JKC, CHEUNG PSY, NG CS, SHAM CH. Epithelial damage by Helicobacter pylori in gastric ulcers. Histopathology 1991; 19: 47 – 53.

13 CLEMENCON GH. Der duodenogastrische Reflux – endoskopische Diagnose. Akt Gastrol 1979; 8: 461 – 470.

14 CRABTREE JE, TAYLOR JD, WYATT JI, SHALLCROSS TM, HEATLEY RV, TOMPKINS DS et al. Mucosal IgA recognition of Helicobacter pylori 120 kDa protein, peptic ulcers and gastric pathology. Ital J Gastroenterol 1991; 23 (Suppl 2): 51.

15 DAVENPORT HW. Destruction of the gastric mucosal barrier by detergents and urea. Gastroenterology 1968; 54: 175 – 181.

16 DAW MA, KEANE CT, MOORE RO, MORAIN CO. Phospholipase C activity: new pathogenicity marker for Helicobacter pylori. Ital J Gastroenterol 1991; 23 (Suppl 2): 37 – 38.

17 DENIZOT Y, SOBHANI J, RAMBAUD JC, LEWIN M, THOMAS Y, BENVENISTE J. Paf-acether synthesis by Helicobacter pylori. Gut 1990; 31: 1242 – 1245.

18 EASTWOOD GL. Effect of pH on bile salt injury to mouse gastric mucosa. A light- and electron-microscopic study. Gastroenterology 1975; 68: 1456 – 1465.

19 ENGLERT E JR, FRESTON JW, GRAHAM DY et al. Cimetidine, antacid and hospitalization in the treatment of benign gastric ulcer. A multicenter double-blind study. Gastroenterology 1978; 74: 416 – 425.

20 FLEMSTROM G, TURNBERG LA. Gastroduodenal defence mechanisms. Clin Gastroenterol 1984; 13: 327 – 354.

21 FORDTRAN JS, STEPHAN G, MORAWSKI BA, RICHARDSON CT. In vivo and in vitro evaluation of liquid antacids. N Engl J Med 1973; 288: 923 – 928.

22 GOUGH KR. Klinische Erfahrungen mit der Langzeittherapie: Sicherheit und Nebenwirkungen. Res Clin Forum 1989; 10: 85 – 91.

23 HAZELL SC. Urease and Catalase as virulence factor of Helicobacter pylori. In: Menge H, Gregor M, Tytgat GNJ, Marshall BJ, McNulty CAM (eds.). Helicobacter pylori 1990. Springer 1991: 3-12.

24 HOLLANDER D, HARLOM J. Antacids vs placebo in peptic ulcer therapy. J Am Med Wom Assoc 1973; 226: 1181 – 1183.

25 HOLZER P, PABST MA, LIPPE JT. Intragastric Capsaicin protects against aspirin-induced lesion formations and bleeding in the rat gastric mucosa. Gastroenterology 1989; 96: 1425 – 1433.

26 ISENBERG JI, PETERSON WL, ELASHOFF JD et al. Healing of benign gastric ulcer with low-dose antacid or cimetidine. A double-blind, randomized, placebo-controlled trial. N Engl J Med 1983; 308: 1319 – 1324.

27 IVEY KJ, DENBESTEN L, CLIFTON JA. Effect of bile salts on ionic movement across the human gastric mucosa. Gastroenterology 1970; 59: 683 – 690.

28 IVEY KJ. Gastric mucosal barrier. Gastroenterology 1971; 61: 247 – 257.

29 KUROSE I, SUETMATSO M, MIURA S, SUZUKI M, NAGATA H, MORISHITA T et al. Involvement of superoxide anion and platelet – activating factor in increased tissue-type plasminogen activator during rat gastric microvascular damages. Thromb Res 1991; 62: 241 – 248.

30 KURTZ W, GÜLDÜTUNA S, LEUSCHNER U. Einfluß von pH und Antazidummenge auf die Gallensäuren-Bindung in quasinatürlichem Refluxmilieu. Z Gastroenterol 1991; 29: 237 – 241.

31 LANZA FL, SIBLEY CM. Role of antacids in the management of disorders of the upper gastrointestinal tract. Rev Clin Exp 1975 – 1985.

32 LINGWOOD CA, LAW H, PELLIZZARI A, SHERMAN P, DRUMM B. Gastric glycerolipid as a receptor of Campylobacter pylori. Lancet 1989; II: 238 – 241.

33 LITTMAN A, WELCH R, FRUIN RC, ARONSON AR. Controlled trials of aluminium hydroxyde gels for peptic ulcer. Gastroenterology 1977; 73: 6 – 10.

34 LOPEZ LAVID C, SANZ JC, MARTIN E, CASTANOS R, JUNENEZ J, LOPEZ-BREA M. Helicobacter pylori: Biotypes and correlation with antimicrobial susceptibility. Rev Esp Enferm Apar Dig 1990; 78 (Suppl 1): 94.

35 MIEDERER SE, MAYERSHOFER R, LÖFFLER A. Magaldrat (100 mmol/d) gegen Ranitidin (300 mg/d). Med Klin 1986; 81: 162 – 165.

36 MIYAKE T, ARIYOSHI J, SUZAKI T et al. Endoscopic evaluation of the effect of sucralfate therapy and other clinical parameters on the recurrence rate of gastric ulcers. Dig Dis Sci 1980; 25: 1 – 7.

37 MOONEY C, KEENAN J, MUNSTER D, WILSON J, ALLARDYCE R, BAGSHAW B et al. Neutrophil activation by Helicobacter pylori. Gut 1991; 32: 833 – 837.

38 MORGAN AG, PACSOO C, MCADAM WAF. Maintenance therapy: A two-year comparison between Caved-S and cimetidine treatment in the prevention of symptomatic gastric ulcer recurrence. Gut 1985; 26: 599 – 602.

39 NAGY L, MOZSIK GY, VINCZE A, SÜTO G, HUNYADY B, RINFEL J et al. Effects of a novel hungarian antacid combining Al and Mg (Tisacid) on mucosal prostaglandin generation and oxygen free radicals in normal rat. Drugs Exp Clin Res 1990; 16: 197 – 203.

40 NEGRINI R, LISATO L, ZANELLA J, CAVAZZINI L, GULLINI S, VILLANACCI V et al. Helicobacter pylori infection induces antibodies cross-reacting with human gastric mucosa. Gastroenterology 1991; 101: 437 – 445.

41 PACE F, BROKER HJ, DOMSCHKE W et al. Treatment of gastric ulcer with low-dose antacid gel and cimetidine: A multi-centre double-blind trial. Dtsch Med Wochenschr 1985; 110: 283 – 287.

42 PACE F, BRÖKER H-J, CASPARY W, DOMSCHKE W, FEURLE G, FIMMEL CJ et al. Therapie des Ulcus ventriculi mit niedrig dosiertem Antacidumgel und Cimetidin. Dtsch Med Wochenschr 1985; 110: 283 – 287.

43 RIO MC, CHENARD MP, WOLF C, MARCELLIN L, TOMASETTO C, LATHE R et al. Induction of pS2 and USP Genes as markers of mucosal ulceration of the digestive tract. Gastroenterology 1991; 100: 375 – 379.

44 SHERBANIUK RW, WENSEL RH, BAILEY RJ et al. Comparative study of cimetidine and Mylanta-II in the 6-week treatment of gastric ulcer. J Clin Gastroenterol 1985; 7: 211 – 215.

45 SIPPONEN P, SEPPÄLÄ K, ÄÄRGINEN M, HELSKE T, KETTUNEN P. Chronic gastritis and gastroduodenal ulcer: a case control study on risk of coexisting duodenal or gastric ulcer in patients with gastritis. Gut 1989; 30: 922 – 929.

46 SZELENYI J. Mukosabarriere – Schutz durch Prostaglandine. Z Allg Med 1984; 60: 1306 – 1314.

47 VERGIN H, KORI-LINDNER C. Rutative mechanisms of cytoprotective effect of certain antacids and sucralfate. Dig Dis Sci 1990; 35: 1320 – 1327.

Local toxic and systemic damage of the gastrointestinal mucosa caused by acetylsalicilic acid and non-steroidal antiinflammatory drugs (NSAID)

W. Bolten

Rheumaklinik Bad Rappenau

Abstract

NSAID-associated stomach and intestinal complaints can present a significant problem in the treatment of individual patients for rheumatism. By the use of appropriate procedures, such as the use of prostaglandin analogues, it should be possible to prevent an NSAID-associated gastropathy in cases of necessary and optimized antirheumatic treatment. A manifestly damaged mucosa can be healed using appropriate ulcer therapeutica and the indigestion restricted through the use of either ulcer therapeutica or prokinetika. The role of antacids in this context has not been finally clarified, since there have been no controlled clinical studies. Their use in the treatment of NSAID-gastropathy should be comparable to that of other ulcer therapeutika. Prophylactically, they could help in combination with prostaglandin analogues to prevent the development of NSAID-associated ulcers.

Zur ASS- und NSAR-vermittelten lokaltoxischen und systemischen gastrointestinalen Mukosaschädigung

W. Bolten

Rheumaklinik Bad Rappenau

Zusammenfassung

NSAR-assoziierte Oberbauchbeschwerden stellen im praktischen Alltag bei der Behandlung von Rheumapatienten ein in seiner individuellen Bedeutung schwer einzuschätzendes Problem dar. Durch geeignete Maßnahmen sollten bei notwendiger und optimierter antirheumatischer Behandlung die Entstehung der NSAR-Gastropathie durch Prostaglandinanaloga verhindert, eine manifeste Mukosaschädigung durch Ulkustherapeutika zur Abheilung gebracht und die Oberbauchsymptomatik durch Prokinetika und Ulkustherapeutika begrenzt werden. Die Rolle der Antacida ist wegen fehlender kontrollierter klinischer Studien bisher nicht endgültig festgelegt. Bei der Behandlung der NSAR-Gastropathie dürfte ihr Einsatzbereich dem anderer Ulkustherapeutika vergleichbar sein. In der Prophylaxe helfen sie möglicherweise vor allem bei additiver Verwendung mit Prostaglandinanaloga, die Entstehung von NSAR-Ulzera zu verhindern.

Einleitung

Nach dem Genuß eines indianischen salicylsäurehaltigen Aufgusses der Scheinbeere Gaultheria erkrankten Ende des 18. Jahrhunderts kanadische Soldaten akut mit den Symptomen Schwindel, Übelkeit, Erbrechen, Diarrhoe, Atemnot und Kreislaufstörungen. Dieser wohl ersten Beschreibung der Nebenwirkungen eines antirheumatisch wirksamen Heilmittels aus der Natur [50] folgten in der Mitte des 19. Jahrhunderts Berichte über dosisabhängige Nebenwirkungen gereinigter oder synthetischer Salicylate [51 – 54]. Danach häuften sich um 1900, mit dem Beginn der „Acetylsalicylsäure (ASS)-Ära", Meldungen über Magenblutungen und Ulzerationen [21, 28, 31, 58, 60, 65]. Die Entwicklung gastroskopischer Untersuchungstechniken trug später wesentlich zur Kenntnis der Effekte der ASS an der Magenschleimhaut bei [24, 35]. Die lokaltoxische Potenz der ASS führt unmittelbar nach dem Schleimhautkontakt zu Läsionen. In pharmakoepidemiologischen Studien wurde erst 1970 der Zusammenhang zwischen der Einnahme von Acetylsalicylsäure und der Häufigkeit gastraler Ulzera bestätigt [44].

Nichtsteroidale Antirheumatika (NSAR) haben als Nachfolgesubstanzen der ASS einen weitaus geringeren lokaltoxischen Effekt an der Mukosabarriere. Durch magensaftresistente Überzüge oder pharmakologische Veränderungen wird die Mukosa-Kontaktzeit der aktiven Substanzen reduziert. Unabhängig von der Applikationsart sind NSAR nach der Resorption bzw. nach hepatischer Aktivierung systemisch verfügbar. Sie können aufgrund ihrer Fähigkeit zur reversiblen Hemmung der Prostaglandin(PG)-Synthese ihre analgetisch-antirheumatische Wirksamkeit ebenso wie biochemisch schädigende Effekte ubiquitär im Organismus ausüben [27, 62, 73, 74]. Unterschiedliche Nebenwirkungspotenzen und insbesondere das Auftreten komplizierter Ulzera bei der Behandlung mit verschiedenen NSAR lassen sich auf der Basis bisheriger Untersuchungen trotz unterschiedlicher Potenz zur PG-Synthesehemmung nicht sicher nachweisen [29, 33, 36].

Zum Risiko und zur Häufigkeit NSAR-assoziierter gastrointestinaler Schäden

Im Verlauf kontrollierter klinischer Studien mit unterschiedlicher Art der Befunderhebung und verschiedener Beobachtungsdauer werden gastrointestinale NSAR-Nebenwirkungen zwischen 10 % und 40 % angegeben. Abdominelle Beschwerden werden bei 30 % und Ulzera bei 20 – 25 % während einer laufenden NSAR-Therapie gefunden. In eigenen Untersuchungen fanden wir bei 91 Patienten ohne positive Gastrointestinalanamnese bei initial intakter Mukosa vier Wochen nach einer neu eingeleiteten NSAR-Therapie nur je ein Ulkus im Magen und eines im Duodenum.

NSAR-assoziierte Ulzera sind bis zu 60 % – vor allem bei älteren Patienten – asymptomatisch. Schwere NSAR-assoziierte gastrointestinale Komplikationen werden mit einer jährlichen Inzidenz von 1 % [36] bzw. 2 % – 4 % [29, 70, 77] erwartet. Die unterschiedliche Expression unerwünschter NSAR-Wirkungen ist vor allem von patientenimmanenten Faktoren abhängig. Die Identifizierung solcher Faktoren kann zur Beurteilung des individuellen gastrointestinalen Risikos bei der NSAR-Therapie beitragen.

Magenulzera werden vor allem bei älteren Patientinnen unter der antirheumatischen Therapie häufiger beobachtet [12, 15, 16, 37, 42, 43, 49, 59, 70]. Ulkusblutungen und -perforationen nehmen in der Altersgruppe der über 60jährigen [17, 18] bei NSAR-Einnahme [15, 34] um den Faktor 2,7 zu [43]. Besonders ältere Frauen sollen im Vergleich zu gleichaltrigen Männern von einem höheren Risiko der Ulkusperforation betroffen sein [77]. Die Mortalität wird bei älteren Patienten mit NSAR-induzierten gastralen Blutungen auf 10 % geschätzt [70].

Die bei älteren Patienten häufigere Verordnung von NSAR, die häufigere Selbstmedikation und die geänderte Compliance beeinflussen ebenso wie physiologische Veränderungen im Alter die kinetischen und pharmakodynamischen Parameter der Magen-Darm-Schleimhaut. Gastrointestinale Symptome müssen bei älteren Patienten an eine unkontrollierte NSAR-Einnahme denken lassen. Bei über 60jährigen Patienten fehlen im Vergleich zu jüngeren Ulkuspatienten anamnestisch signifikant häufiger abdominelle Symptome [14]. Unter den schmerzfreien Ulkuspatienten ist die Zahl derjenigen mit einer NSAR-Medikation größer. Raucher und Patienten mit anamnestischer NSAR-Intoleranz und früheren gastrointestinalen Beschwerden sind ebenfalls stärker gefährdet [29].

Die höhere Prävalenz von Mukosaschädigungen bei Patienten mit chronisch-entzündlich rheumatischen Erkrankungen [37] wird in der Literatur kontrovers diskutiert [13, 22, 23, 26, 72]. Bei zwei Millionen cP (chronische Polyarthritis)-Patienten in den USA sind jährlich ca. 20 000 Hospitalisationen und 2 600 Todesfälle auf NSAR-assoziierte Gastropathien zurückzuführen [29]. In Deutschland muß auf der Basis dieser amerikanischen Daten allein bei den cP-Patienten mit jährlich ca. 7 500 Krankenhauseinweisungen und fast 1 000 Todesfällen als Folge der NSAR-Therapie gerechnet werden. Das Hospitalisationsrisiko wegen gastrointestinaler Probleme ist unter einer NSAR-Therapie 6,5fach erhöht [29]. Die Mortalität ist bei NSAR-Behandelten mit Ulkuskomplikationen und bei Patienten mit vorangegangener NSAR-Behandlung verdoppelt [4].

Die Läsionen sind gehäuft im Antrum und präpylorisch zu finden [67]. Multiple Ulzerationen sind nicht selten. Selbst schwere Schleimhautläsionen können aber stumm bleiben. Andererseits weist nur ein Teil der Patienten mit NSAR-assoziierten Oberbauchbeschwerden endoskopisch auch Läsionen auf.

Extragastral sind im Ösophagus [55], im Duodenum und Jejunum [10] ebenso wie im terminalen Ileum und im Kolon [32, 40, 61, 63, 68] Mukosaschäden im Zusammenhang mit der Einnahme von NSAR wahrscheinlich häufiger zu erwarten, als bisher angenommen wurde.

Studien zur Behandlung der NSAR-Gastropathie

Schleimhautläsionen heilen nach Beendigung einer NSAR-Therapie spontan ab. Der Heilungsprozeß kann durch die Behandlung mit Ulkustherapeutika beschleunigt werden. Selbst bei fortgeführter NSAR-Therapie liegt die spontane Ulkus-Abheilungsrate bei 40 – 60 % [20]. Die Pathogenese der NSAR-Mukosaschäden unterscheidet sich von derjenigen der peptischen Läsionen. Die Wirksamkeit einer Komedikation von NSAR und Ulkustherapeutika bei der Behandlung bzw. der Prävention der NSAR-Gastropathie kann deswegen nicht apodiktisch angenommen werden.

Verschiedene Ulkustherapeutika wurden in plazebokontrollierten Studien in der Behandlung der manifesten NSAR-Gastropathie geprüft. Acetylsalicylsäure (ASS)-assoziierte Magengeschwüre [56], NSAR-assoziierte Mukosahyperämien oder Erosionen [66] bzw. gastroduodenale Ulzera [6, 20] heilten unter Cimetidin bei fortgesetzter antirheumatischer Medikation nicht häufiger ab. Wismutsalze [6] oder Sucralfat [11] waren ebenfalls nicht antiulzerös wirksam. Mukosaläsionen [6, 53] bzw. Ulcera ventriculi [75] heilten unter Ranitidin bzw. Omeprazol, Misoprostol [3, 8] oder Enoprostil [71] besser ab. Zur Wirksamkeit von Antacida oder Prokinetika in der Behandlung der NSAR-induzierten Mukosaschäden liegen kontrollierte Studien bisher nicht vor. Dyspeptische Symptome unter der NSAR-Therapie werden durch Prokinetika, Antacida, Prostaglandinanaloga oder H_2-Blocker günstig beeinflußt.

Studien zur Prophylaxe der NSAR-Gastropathie

Eine neu eingeleitete NSAR-Therapie wird insbesondere bei Patienten mit einer Ulkusanamnese oder anderen Risikofaktoren mit einer „Magenschutztherapie" kombiniert, obwohl der Nachweis einer schleimhautprotektiven Wirksamkeit für die meisten der verwendeten Substanzen nicht erbracht ist. Von 2 864 befragten Ärzten setzen 52 % prophylaktisch Antacida und 26 % H_2-Rezeptorantagonisten ein.

Die Häufigkeit ASS-assoziierter Ulzera oder multipler Erosionen am Magen und Duodenum konnte durch eine zweiwöchige Komedikation mit **Cimetidin** gering gehalten werden [41]. Cimetidin verhinderte während einer zwölfwöchigen ASS- oder NSAR-Therapie Magen- und Duodenalulzera nicht [76]. Cimetidin war in der Langzeitbehandlung über 10 Monate nicht protektiv wirksam [66].

164

ASS-induzierte Läsionen traten während einer vierwöchigen Ranitidin-Komedikation seltener auf [5]. NSAR-assoziierte Magenläsionen einschließlich Magenulzera waren durch eine vierwöchige bzw. achtwöchige Ranitidin-Komedikation aber nicht zu verhindern [6, 25]. Die Entstehung von Duodenalulzera konnte durch Ranitidin begrenzt werden [25, 46, 64].

Unter einer ASS-Therapie war die Hämoglobinmenge im Magensaftaspirat nach einwöchiger Komedikation mit Omeprazol niedriger als unter alleiniger ASS-Therapie und Unbehandelten vergleichbar [19]. Omeprazol und Ranitidin konnten NSAR-Läsionen zwar nicht am Magen verhindern, aber doch am Duodenum [57].

Der durch Indometacin induzierte GI-Blutverlust ließ sich mit einem Prostaglandin(PG)E$_2$-Präparat senken [39]. Durch Vorbehandlung [69] bzw. unter einwöchiger Komedikation [38] mit Misoprostol waren ASS-assoziierte Mukosapetechien und -hämorrhagien bzw. Ulcera ventriculi und Erosionen ebenso wie NSAR-Hämorrhagien oder Erosionen am Magen [1, 48] und Duodenum [48] zu verhindern. Der NSAR-Magenläsions-Score war nach zwei- bzw. vierwöchiger Misoprostol-Komedikation niedriger als in der Kontrollgruppe [9]. Magenulzera traten während einer dreimonatigen NSAR-Therapie unter der Komedikation mit niedrig dosiertem Misoprostol (4 x 100 bzw. 200 ng) seltener auf [30]. Erosionen und Ulzera am oberen GI-Trakt waren unter einem fixen Kombinationspräparat von Diclofenac (50 mg) und Misoprostol (200 ng) seltener zu beobachten als unter Diclofenac alleine [7]. Auch unter Enoprostil entstanden während einer neunwöchigen NSAR-Komedikation keine gastrischen oder duodenalen Ulzera [71].

Misoprostol schützte die gastroduodenale Schleimhaut besser als Cimetidin [47] und Sucralfat [45]. Am Duodenum waren Misoprostol und Cimetidin gleich wirksam [47]. Eine dreimonatige Komedikation von Misoprostol zur NSAR-Therapie verhinderte im Gegensatz zu einer Sucralfat-Begleitmedikation die Entstehung von GI-Ulzera [2]. In der Praxis setzen nur 2,3 % von 2 864 niedergelassenen Ärzten bei Patienten mit einer Magenanamnese Prostaglandinanaloga als Schutztherapie bei einer antirheumatischen Therapie ein. Die Rolle der Antacida bei der Prophylaxe von NSAR-induzierten Ulzera ist noch nicht eindeutig geklärt. Kontrollierte Studien hierzu wurden bisher nicht publiziert.

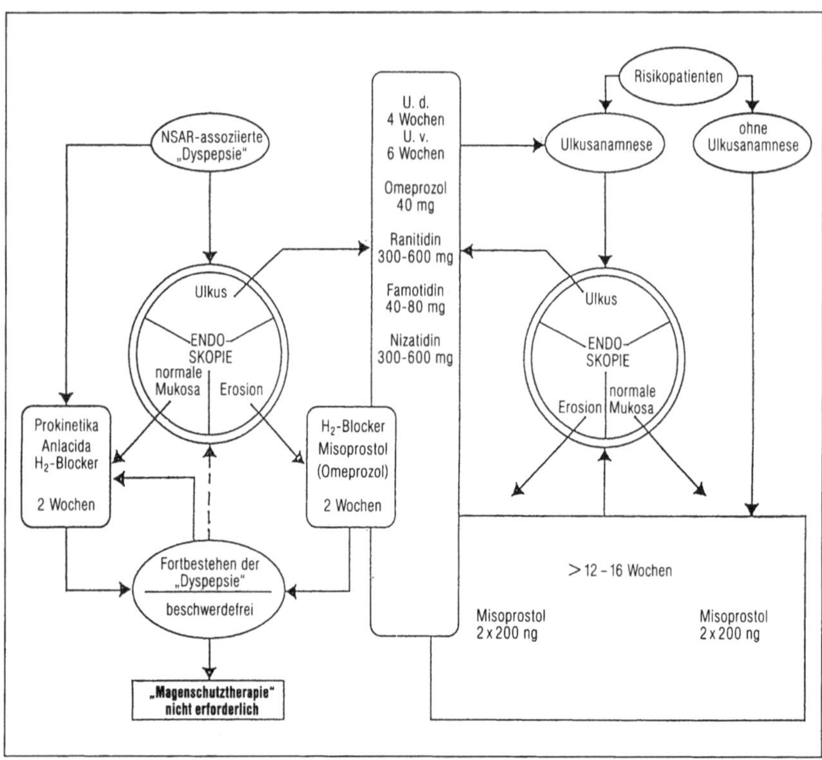

Abb. 1: Prophylaxe und Therapie der NSAR-Gastropathie

Empfehlungen zum Management der NSAR-Gastropathie

Bei Patienten mit erhöhtem gastrointestinalen Risiko kann das NSAR-induzierte Prostaglandindefizit an der Magenschleimhaut durch die Substitution von synthetischen Prostaglandinen ausgeglichen werden. Dadurch werden Magen- und Duodenalulzera verhindert. Die theoretisch mögliche selektive Prophylaxe der seltener zu erwartenden NSAR-induzierten Zwölffingerdarmläsionen mit säurehemmenden Medikamenten ist nicht sinnvoll. Da Antacida zwar die aggressive Magensäure vermindern, im Gegensatz zu H₂-Blockern aber nicht die für die Integrität der Mukosa so bedeutsame Bikarbonatproduktion verringern, könnten Antacida die Ulkusprophylaxe durch Prostaglandinanaloga noch verbessern. Antacida wurden aber in dieser Indikation bisher nicht geprüft.
Zur Behandlung manifester NSAR-Mukosaläsionen ist die gastrale Säuremin-

derung erforderlich. Antacida sind auch in dieser Indikation bisher nicht kontrolliert geprüft worden. Sie dürften aber, wie andere Ulkustherapeutika, dosisabhängig wirksam sein. Dyspeptische Symptome unter der NSAR-Therapie lassen sich durch Antacida, Prokinetika und H_2-Blocker erfolgreich behandeln.

Vor dem unkritischen Einsatz jeder aktiven Behandlung der NSAR-Gastropathie muß gewarnt werden. Möglicherweise werden lediglich Symptome gelindert, ohne die Läsion zu heilen. Die Gastroduodenoskopie kann höhergradige Läsionen und Komplikationen rechtzeitig erkennen helfen. Das derzeit zu empfehlende therapeutische und prophylaktische Procedere kann dem Fließdiagramm (Abb. 1) entnommen werden.

Fortführung oder Neubeginn einer indizierten und optimierten NSAR-Therapie bei Patienten mit einem erhöhten GI-Risiko (hohes Alter, Ulkusanamnese u. a.) sollten – möglichst nach gastroskopischer Kontrolle – mit einer oralen Prostaglandin-Komedikation erfolgen. Die Bedeutung der additiven oder alleinigen prophylaktischen Komedikation mit Antacida ist noch nicht ausreichend untersucht. Die Behandlung manifester NSAR-Ulzera kann unter fortgesetzter NSAR-Therapie erfolgreich mit säuremindernden Pharmaka erfolgen. Jede länger dauernde „NSAR-Dyspepsie" sollte Anlaß zur Gastroduodenoskopie sein. Dyspeptische Symptome können durch Antacida, Prokinetika oder H_2-Blocker gelindert werden.

Diskussion

Prof. Rösch:
Die prophylaktische Therapie mit Antacida ist nicht ganz unproblematisch, weil manche der Wirksubstanzen, wie z. B. Cortison, teilweise durch das Aluminiumhydroxid adsorbiert werden. Wie ist Ihre Meinung dazu?

Antwort:
Das ist richtig. In den klinischen Studien wurde deshalb immer die Wirksamkeit des Antirheumatikums mit überprüft.

Prof. Sewing:
Sie haben auf die Problematik des Einsatzes nichtsteroidaler Antiphlogistika bei älteren Patienten hingewiesen. Nach meiner Erfahrung berücksichtigt man oft nicht, daß der ältere Patient ganz andere pharmakokinetische Daten hat als der jüngere und dosiert die meisten nichtsteroidalen Antiphlogistika im Alter zu hoch. Wäre mit einer Reduktion der Dosis nicht schon viel gewonnen?

Dr. Bolten:
Oft könnte man sogar auf den Einsatz der NSAR völlig verzichten. Diese Medikamente werden sehr großzügig eingesetzt.

Prof. Caspary:
Behandeln Sie Patienten, die unter NSAR eine Erosion bekommen? Geben Sie bei Rheumatikern mit Ulcus ventriculi Misoprostol?

Dr. Bolten:
Die zweite Frage zuerst. Die Behandlung mit Misoprostol haben wir ganz auf die Prophylaxe reduziert. Wir verwenden hier niedrig dosierte Schemata, die Nebenwirkungsrate ist deutlich niedriger. Aber auch unter niedrigen Dosierungen gibt es gelegentlich Patienten, die heftige, nicht behandelbare Durchfälle bekommen. In den meisten Fällen wird der Stuhl nur vorübergehend weicher und nach ein paar Tagen ist das Problem ganz ausgestanden. Hoch dosiertes Misoprostol setzen wir nicht ein. Wir behandeln dann mit H_2-Blockern und führen im Anschluß an die Therapie des Ulkus eine niedrig dosierte prophylaktische Therapie mit Misoprostol durch.
Zur ersten Frage. Erosionen behandele ich nicht. Was ich behandele, ist die Dyspepsie des Patienten. Dabei sollte man entweder Antacida, Prokinetika oder gelegentlich H_2-Blocker geben. Zur Erosion selbst: Die einen sagen, es ist ganz klar, die Erosion steht vor dem Ulkus, und die anderen sagen, die Erosion hat mit dem Ulkus nichts zu tun. Ich weiß nicht, wem ich glauben soll. Wir führen bei Erosionen Kontrollen durch. Ich denke, daß Erosionen mit Ulzera nichts zu tun haben und eine Therapie der Erosionen nicht erforderlich ist.

Prof. Halter:
Sie sind auf die Frage, wie helfen Antacida wirklich, zu wenig eingegangen. Es gibt Studien, in denen die Patienten Indometacin mit und ohne Antacida erhielten. Dann hat man untersucht, wieviele Patienten Erosionen entwickelten. In einer Studie, Prof. Tarnawski hat sie publiziert, wurden bei Patienten, die Antacida nehmen, mehr Erosionen nachgewiesen. Ich glaube jedoch nicht, daß dies von Bedeutung ist.

Prof. Tarnawski:
In unserem Krankenhaus haben wir jede Woche 10 – 15 akut blutende NSAR-Patienten. Viele standen unter Tripeltherapie: hochdosiert Acetylsalicylsäure, Indometacin und Ibuprofen. Mit riesigen Ulzera, sichtbaren Gefäßen. Das ist ein sehr großes Problem. Doch kommen wir zur Frage von Herrn Halter

zurück. In der Literatur gibt es nur wenige Studien zur Wirkung von Antacida bei NSAR-Ulzera. Es scheint, daß wir mit Antacida durch Indometacin verursachte Läsionen signifikant reduzieren können.

Dr. Bolten:
Publizierte plazebokontrollierte Studien, durch die die Wirksamkeit einer Antacidum-Komedikation bei antirheumatischer Therapie nachgewiesen wurde, liegen mir bisher nicht vor.

Literaturverzeichnis

1 AADLAND E, FAUSA O, VATN M, COHEN H, QUINLAN D. Protection by Misoprostol against Naproxen-induced gastric mucosal damage. Am J Med 1987; 83 (Suppl 1A): 37.

2 AGRAWAL N, STROMATT S, BROWN J. Comparative study of Misoprostol and Sucralfate in the prevention of NSAID-induced gastric ulcers. Gastroenterology 1990; 98: A14.

3 AGRAWAL NM, TULANE U, ROTH S, MAHOWALD M, MONTOYA H, ROBBINS R, MILLER S, WOODS E, CRAGER M, SWABB E. Protection and healing of gastroduodenal mucosal damage by Misoprostol in rheumatoid arthritis patients under continuing Aspirin therapy. Am J Gastroenterol 1987; 082: 962.

4 ARMSTRONG CP, BLOWER AL. Non-steroidal anti-inflammatory drugs and life threatening complications of peptic ulceration. Gut 1987; 28: 527 – 532.

5 BERKOWITZ JM, RODGENES PR, SHARP JT, WARNER CW. Ranitidine protects against gastroduodenal mucosal damage associated with chronic Aspirin therapy. Arch Intern Med 1987; 147: 2137.

6 BIANCHI PORRO G, PACE F, CARUSO I. Why are non-steroidal anti-inflammatory drugs important in peptic ulceration? Aliment Pharmacol Ther 1987; 1: 540S.

7 BOLTEN W, MELO GOMES JA, STEAD H, GEIS GS. The gastroduodenal safety and efficacy of the fixed combination of Diclofenac, NSAID, and Misoprostol, a mucosal protective agent, in the treatment of osteoarthritis. Br J Rheumatol (in Druck).

8 BOLTEN W. Behandlung NSAR-induzierter gastrointestinaler Beschwerden durch Komedikation mit dem Prostaglandin-Analogon Misoprostol bei Patienten mit einer chronischen Polyarthritis. Akt Rheumatol 1989; 14: 214.

9 BOLTEN W. Investigation on the prophylactic effect of Misoprostol on NSAID-associated gastropathy. Two double-blind placebo-controlled studies in 179 patients. In: Abstracts of the World Congresses of Gastroenterology. pp 456. Sydney 1990. Abingdon: The Medicine Group (UK) Ltd 1990.

10 BRUNE K, NÜRNBERG B, SZELENY I, VERGIN H. The enterohepatic circulation of some anti-inflammatory drugs may cause intestinal ulcerations. In: Rainsford KD, Velo GP (eds). Side-effects of anti-inflammatory drugs. MTP Press Limited: Lancaster 1985; II: 29 – 37.

11 CALDWELL JR, ROTH SH, WU WC, SEMBLE EL, CASTELL DO, HELLER MD, MARSH WH. Sucralfate treatment of non-steroidal anti-inflammatory drug-induced gastrointestinal symptoms and mucosal damage. Am J Med 1987; 83 (Suppl 3B): 74.

12 CARADOC-DAVIES TH. Non-steroidal anti-inflammatory drugs, arthritis and gastrointestinal bleeding in elderly in-patients. Age Ageing 1984; 13: 295.

13 CARUSO I, BIANCHI-PORRO GB. Gastroscopic evaluation of anti-inflammatory agents. Br Med J 1980; 280: 75 – 78.

14 CLINCH D, BANERJEE AK, OSTICK G. Absence of abdominal pain in elderly patients with peptic ulcer. Age Ageing 1984; 13: 120 – 123.

15 COLLIER DStJ, PAIN JA. Non-steroidal anti-inflammatory drugs and peptic ulcer perforation. Gut 1985; 26: 359 – 363.

16 COLLIER DStJ, PAIN JA. Ulcer perforation in the elderly and NSAIDs. Lancet 1986; I: 971.

17 COMMITTEE ON SAFETY OF MEDICINES (CSM). Non-steroidal anti-inflammatory drugs and serious gastrointestinal reactions (1). Br Med J 1986; 292: 614.

18 COMMITTEE ON SAFETY OF MEDICINES (CSM). Non-steroidal anti-inflammatory drugs and serious gastrointestinal reactions (2). Br Med J 1986; 292: 1190.

19 DANESHMEND TK, STEIN AG, BHASKAR NK, HAWKEY CJ. Abolition by omeprazole of aspirin induced gastric mucosal injury in man. Gut 1990; 31: 514.

20 DAVIES J, COLLINS AJ, DIXON AStJ. The influence of cimetidine on peptic ulcer in patients with arthritis taking anti-inflammatory drugs. Br J Rheumatol 1986; 25: 54.

21 DOCKRAY JS. Some toxic effects of aspirin. Br Med J 1905; 2: 1692.

22 DOHERTY M, HUNT RH, LANGMANN MJS. Management of NSAID induced gastrointestinal disturbance. Ann Rheum Dis 1987; 46: 640 – 643.

23 DOUBE A, COLLINS AJ. Is the gut intrinsically abnormal in rheumatoid arthritis? Editorial. Ann Rheum Dis 1988; 47: 617.

24 DOUTHWAITE AH, LINTOTT GAM. Gastroscopic observation of the effects of aspirin and certain other substances on the stomach. Lancet 1938; II: 1225.

25 EHSANULLAH RSB, PAGE MC, TILDESLEY G, WOOD JR. Prevention of gastroduodenal damage induced by non-steroidal anti-inflammatory drugs: controlled trial of ranitidine. Br Med J 1988; 297: 1017.

26 FARAH D, STURROCK RD, RUSSEL RI. Peptic ulcer and rheumatoid arthritis. Ann Rheum Dis 1988; 47: 478 – 480.

27 FERREIRA SH, VANE JR. Mode of action of anti-inflammatory agents which are prostaglandin synthetase inhibitors. In: Vane JR, Ferreira SH (eds.). Anti-inflammatory drugs. Springer: Berlin 1979: 348 – 392.

28 FRANKE. Vergiftungserscheinungen nach Aspirin. Münch Med Wochenschr 1903; 50: 1299.

29 FRIES JF, MILLER SR, SPITZ PW, WILLIAMS CA, HUBERT HB, BLOCH DA. Toward an epidemiology of gastropathy associated with non-steroidal anti-inflammatory drug use. Gastroenterology 1989; 962,2: 647 – 655.

30 GRAHAM DY, AGRAWAL NM, ROTH SH. Prevention of NSAID-induced gastric ulcer with Misoprostol: Multicentre, double-blind, placebo-controlled trial. Lancet 1988; II: 1277.

170

31 GROSS M, GREENBERG LA. The salicylates. A critical bibliographic review. Hillhouse Press: New Haven 1948.

32 GÜLLER R. Die Nebenwirkungen nichtsteroidaler Antirheumatika im unteren Gastrointestinaltrakt. Schweiz Med Wochenschr 1987; 117: 1527.

33 HAWKEY C. Non-steroidal anti-inflammatory drugs in patients with peptic ulcer disease: rarely justified in terms of cost or patient benefit. Br Med J 1989; 298: 177 – 178.

34 HENRY DA. The relationship between non-steroidal anti-inflammatory drugs, the development of peptic ulcer and its complications – can we estimate the risk? Agents Actions 1985; (Suppl 17): 105 – 117.

35 HURST A, LINTOTT GAM. Aspirin as a cause of haematemesis: A clinical and gastroscopic study. Guy's Hosp Rep 1939; 89, 173.

36 HUSBY G, HOLME I, RUGSTAD HE, HERLAND OB, GIERCKSKY KE. A double-blind multicentre trial of piroxicam and naproxen in osteoarthritis. Clin Rheumatol 1986; 5: 84 – 91.

37 JICK SS, PERERA DR, WALKER AM, JICK H. Non-steroidal anti-inflammatory drugs and hospital admission for perforated peptic ulcer. Lancet 1987; ii: 380.

38 JIRANEK GC, KIMMEY MB, SAUNDERS DR, WILSON RA, SHANAHAN W, SILVERSTEIN FE. Misoprostol reduces gastroduodenal injury from one week of Aspirin: An endoscopic study. Gastroenterology 1989; 96: 656.

39 JOHANSSON C, KOLLBERG B, NORDEMAR R, SAMUELSON K, BERGSTRÖM S. Protective effect of Prostaglandin E2 in the gastrointestinal tract during Indomethacin treatment of rheumatic diseases. Gastroenterology 1980; 78: 479.

40 KAUFMAN HJ, TAUBIN HL. Non-steroidal anti-inflammatory drugs activate quiescent inflammatory bowel disease. Ann Intern Med 1987; 107: 513.

41 KIMMEY MB, SILVERSTEIN FE, SAUNDERS DR, FRANK WO. Time course of Aspirin induced gastroduodenal mucosal injury and gastrointestinal symptoms: The influence of Cimetidine. Gastroenterology 1987; 92: 1466.

42 KURATA JH, CORBOY ED. Current peptic ulcer time trends: an epidemiological profile. J Clin Gastroenterol 1988; 10: 259 – 268.

43 LANGMAN M. Peptic ulcer complications and the use of non-aspirin non-steroidal anti-inflammatory drugs. Ad Drug React Bull 1986; 120: 448.

44 LANGMANN MJS. Epidemiological evidence for the association of aspirin and acute gastrointestinal bleeding. Gut 1970; 11: 627.

45 LANZA F, PEACE K, GUSTITUS L, RACK MF, DICKSON B. A blind endoscopic compara-tive study of Misoprostol versus Sucralfate and placebo in the prevention of Aspirin-induced gastric and duodenal ulceration. Am J Gastroenterol 1988; 83: 143.

46 LANZA F, ROBINSON M, BOWERS J, GRIFFIN J, KOGUT JD, KUGAN F, WERNER C. A multicenter double-blind comparison of ranitidine vs. placebo in the prophylaxis of non-steroidal anti-inflammatory drug (NSAID) induced lesions in gastric and duodenal mucosae. Gastroenterology 1988; 94: 5.

47 LANZA FL, ASPINALL RL, SWABB EA, DAVIS RE, RACK MF, RUBIN A. Double-blind, placebo-controlled endoscopic comparison of the protective effects of Misoprostol versus Cimetidine on Tolmetin-induced mucosal injury to the stomach and duodenum. Gastroenterology 1988; 95: 289.

48 LANZA FL. A double-blind study of prophylactic effect of Misoprostol on lesions of gastric and duodenal mucosa induced by oral administration of Tolmetin in healthy subjects. Dig Dis Sci 1986; 31: 131S.

49 LLEWELLYN JG, PRITCHARD MH. Influence of age and disease state in non-steroidal anti-inflammatory drug associated gastric bleeding. J Rheumatol 1988; 15: 691.

50 LONGMORE G. Account of fourteen men of the royal artillery at Quebec, who were nearly poisoned by drinking a decoction of certain plants. Ann Med Edin 1798; 3: 364.

51 MACLAGAN TJ. Note on the danger attending the use of salicylic acid in acute rheumatism. Lancet 1879; 1: 327.

52 MACLAGAN TJ. The treatment of acute rheumatism by salicin and salicylic acid. Lancet 1879; 1: 875.

53 MÜLLER P, BIEWER R, BOUZO F, DAMMANN HG, SCHÜTZ E, SIMON B. Ranitidin beschleunigt die Abheilung NSAR-induzierter gastroduodenaler Schleimhautläsionen bei Rheumapatienten. Z Gastroenterol 1988; 26: 227.

54 MYERS ABR. Salicin in acute rheumatism. Lancet 1876; 2: 676.

55 O'BRIEN WM. Rare adverse reactions to non-steroidal anti-inflammatory drugs. In: Rainsford KD, Velo GP (eds.). Side-effects of anti-inflammatory drugs. MTP Press Limited: Lancaster 1985; 73 – 96.

56 O'LAUGHLIN JC, SILVOSO GK, IVEY KJ. Resistance to medical therapy of gastric ulcers in rheumatic disease patients taking Aspirin: A double-blind study with Cimetidine and follow-up. Dig Dis Sci 1982; 27: 976.

57 ODDSSON E, GUDJONSSON H, THJODLEIFSSON B. Protective effect of Omeprazole or Ranitidine against Naproxen induced damage to the human gastroduodenal mucosa. Scand J Gastroenterol 1990; 25 (Suppl): 13.

58 OTTO, MAYER. Über einen weiteren Fall von Nebenwirkungen des Aspirins. Dtsch Med Wochenschr 1903; 29: 123.

59 PHILP I, UPADHYAY R, RUSSEL RI. The elderly are especially at-risk from upper gastrointestinal haemorrhage associated with non-steroidal anti-inflammatory drugs. J Clin Gerontol 1987; 9: 179.

60 RAINSFORD KD. Aspirin and the salicylates. Butterworth: London 1984.

61 RAMPTON DS, SLADEN GE. Relapse of ulcerative proctocolitis during treatment with non-steroidal anti-inflammatory drugs. Postgrad Med J 1981; 57: 297.

62 RANE A, OELZ O, FROLICH JC, SEYBERTH HW, SWEETMAN BJ, WATSON JT, WILKINSON GR, OATES JA. Relation between plasma concentration of indomethacin and its effect on prostaglandin synthesis and platelet aggregation in man. Clin Pharmacol Ther 1978; 23: 658 – 668.

63 RITSCHARD TH, FILIPINI L. Nebenwirkungen nichtsteroidaler Antirheumatika auf den unteren Gastrointestinaltrakt. Dtsch Med Wochenschr 1986; 111: 1561.

64 ROBINSON MG, GRIFFIN JW, BOWERS J, KOGAN FJ, KOGUT DG, LANZA FL, WARNER CW. Effect of ranitidine gastroduodenal mucosal damage induced by non-steroidal anti-inflammatory drugs. Dig Dis Sci 1989; 34: 424.

65 ROCHE M. Acide acetyl-salicylique et de soude. Bull Gen Ther Med Paris 1912; 163: 218.

66 ROTH SH, BENNETT RE, MITCHELL ChS, HARTMANN RJ. Cimetidine therapy in non-steroidal anti-inflammatory drug gastropathy. Arch Intern Med 1987; 147: 1798.

67 ROTH SH. Non-steroidal anti-inflammatory drug gastropathy: we started it – can we stop it? Arch Intern Med 1986; 146: 1075 – 1076.

68 SCHWARZ HA. Lower gastrointestinal side effects of non-steroidal anti-inflammatory drugs. J Rheumatol 1981; 8: 952.

69 SILVERSTEIN FE, KIMMEY MB, SAUNDERS DR, LEVINE DS. Gastric protection by Misoprostol against 1300 mg of Aspirin. An endoscopic study. Dig Dis Sci 1986; 31: 137S.

70 SOMERVILLE K, FAULKNER G, LANGMAN M. Non-steroidal anti-inflammatory drugs and the bleeding peptic ulcer. Lancet 1986; I: 462 – 464.

71 SONTAG SJ, SCHNELL TG, MAK E, ADELMAN K, FLEISCHMANN R, ROTH S, SCHWARTZ K. Enoprostil (E) heals NSAID induced gastric ulcers. Gastroenterology 1990; 98: A129.

72 SUMMERVILLE KW, HAWKIE CJ. Non-steroidal anti-inflammatory agents and the gastrointestinal tract. Postgrad Med J 1986; 62: 23 – 28.

73 TOMSON G, LUNELL NO, OLIW E, RANE A. Relation of naproxen kinetics to effect on platelet prostaglandin release in men and dysmenorrheic women. Clin Pharmacol Ther 1981; 29: 168-173.

74 VANE JR. Inhibition of prostaglandin synthesis as a mechanism of action of aspirin-like drugs. Nat N Biol 1971; 231, 232 – 235.

75 WALAN A, BADER J-P, CLASSEN M, LAMERS CBHW, PIPER DW, RUTGERSSON K, ERIKSSON S. Effect of Omeprazole and Ranitidine on ulcer healing and relapse rates in patients with benign gastric ulcer. N Engl J Med 1989; 320: 69.

76 WALLIN BA, GRIER CE, FOX MJ, MCCAFFERTY JP, WETHERINGTON JD, PALMER RH. Prevention of NSAID-induced ulcers with Cimetidin: Results of a double-blind, placebo-controlled trial. Gastroenterology 1990; 98: A146.

77 WALT R, KATSCHINSKI B, LOGAN R, ASHLEY J, LANGMAN M. Rising frequency of ulcer perforation in elderly people in the United Kingdom. Lancet 1986; I: 489 – 492.

Neue Aspekte der Streßblutungsprophylaxe

H. Huchzermeyer

Medizinische Klinik, Klinikum Minden

Einleitung

Hochrisikopatienten mit Sepsis, Polytrauma, Schädel-Hirn-Trauma, Verbrennung, pulmonaler, renaler und hepataler Insuffizienz etc. sind durch das Auftreten oberer Intestinalblutungen aus akuten Streßläsionen (akute Erosion, akutes Ulkus) und durch nosokomiale Infektionen (z.B. Pneumonien bei beatmeten Patienten) in besonderer Weise gefährdet. Endoskopische Kontrollen zeigen, daß sich bei diesen Patienten nach wie vor – zumeist klinisch inapparent – in 50 – 100 % Streßläsionen entwickeln. Die Inzidenz bedeutsamer Blutungen aus diesen Läsionen konnte jedoch seit über 10 Jahren signifikant gesenkt werden. Während vor 1980 die Blutungsinzidenz ohne Prophylaxe zwischen 15 – 25 % und höher lag, beträgt sie jetzt durchschnittlich 10 % und bei konsequenter medikamentöser Prophylaxe zwischen 2 – 7 % [8, 16, 24].
Einen wesentlichen Beitrag zur Senkung des Blutungsrisikos lieferte neben dem Einsatz von Prophylaktika die kontinuierliche Verbesserung der intensivmedizinischen Maßnahmen. Ebenso konnte die Letalität der Blutung um den Faktor 10 auf unter 5 % gesenkt werden, wohingegen der Einfluß einer Blutungsprophylaxe auf die Gesamtletalität aufgrund der kleinen heterogenen Patientenkollektive (unverändert zwischen 14 – 19 %) statistisch bisher nicht gesichert werden konnte [8, 16, 24]. Das Fehlen einer positiven Tendenz bei der Gesamtletalität und die Publikation von Studien ohne signifikanten Erfolg einer medikamentösen Streßblutungsprophylaxe gegenüber Plazebo in den letzten Jahren führten zu einer kontroversen Diskussion, ob die Streßblutungsprophylaxe noch sinnvoll sei. Verstärkt wurde dies, da im Zusammenhang mit dem konventionellen, alkalinisierenden Konzept, mit der Gabe von Antacida und H_2-Blockern, die Befürchtung einer erhöhten Pneumoniehäufigkeit speziell bei beatmeten Patienten laut wurde [16, 19, 21, 24, 25, 28]. Eine schlüssige Beantwortung dieser Probleme ist derzeit noch nicht möglich. Vielleicht gelingt es in der nachfolgenden Diskussion, für die zahlreichen offenen Fragen zumindest Teilantworten zu finden.

Allgemeine intensivmedizinische Maßnahmen

Die Verbesserung der notfallmedizinischen Versorgung am Unfallort und der operativen, anästhesiologischen wie intensivmedizinischen Maßnahmen (Schockbekämpfung, Oxigenierung, Korrektur des Säure-Basen-Haushaltes, Sedierung, Analgesie, Gabe von Katecholaminen, frühzeitige enterale Ernährung etc.) hat auch ohne medikamentöse Streßblutungsprophylaxe wesentlich zum Rückgang der Streßblutungshäufigkeit beigetragen. Allerdings sind diese Maßnahmen bisher in ihrer Wertigkeit noch nicht ausreichend systematisch untersucht. Hingewiesen sei hier nur auf das häufig eingesetzte Dopamin, dem (in tierexperimentellen Studien) eine Protektion der gastralen Mukosa zukommt [16]. Wie neuere Studien ohne medikamentöse Blutungsprophylaxe anhand einer erneuten Zunahme von Streßulzera gezeigt haben, wäre es jedoch ein verhängnisvoller Irrtum, sich ausschließlich auf die allgemeinen Maßnahmen zu verlassen [24]. Wie oben ausgeführt, muß hierbei im Mittel mit 10 % relevanten Blutungen gerechnet werden.

Medikamentöse Streßblutungsprophylaxe

Analog der Therapie der Ulkuskrankheit verfolgt auch die medikamentöse Streßblutungsprophylaxe zwei Prinzipien: Hemmung aggressiver Faktoren und/oder Unterstützung protektiver Faktoren (Tab. 1).

Tab. 1: Effekt der enteralen und parenteralen Prophylaktika auf aggressive und protektive Faktoren der Magenschleimhaut

	Säure	Pepsin	Gallen–säure	PGE$_2$–Synthese	Mukosa–durch–blutung	Mukus–sekretion	Bikarbonat-sekretion	Zell-erneuerung	EGF	NO
Antacida	+	+	+	+	+	+	+	+	+	+
Sucralfat	–	(+)	+	+	+	+	+	+	+	
H$_2$–Blocker	+	+	–	–	–	–	–	–		
Pirenzepin	+	+	–	(+)	+	+	+	+		
	{Volumen)									

Tab. 2: Prospektive Studien zur Streßblutungsprophylaxe mit Antacida versus Kontrolle oder Plazebo (aus [9])

Autor	Studie Parameter	pH–TITR > 3,5	Antacidum Intervall (h)	N	Kontrolle N	Signifikanz
McAlhany	pr, ma	ja	1 – 2	1/24	7/24	•
Hastings	pr, oc	ja	1 – ?	2/51	12/49	•
McDougall	pr, ma	nein	4	3/13	14/24	
Basso	pr, ma	nein	1	1/52	8/56	•
Zinner	pr, oc, ma	ja	2	5/100	20/100	•
Luk	pr, oc	nein	3	7/59	2/61	
Pinilla	pr, ma	ja durchschn.	5	7/65	8/61	
gesamt				26/364 (7,1 %)	71/375 (18 %)	
Antacidagabe 1–2 stdl.			9/227	47/229 (4,0 %)	(20,5 %)	

pr = prospektiv; ma = makroskopisch; oc = occult

Antacida

Antacida, relativ einfach aufgebaute Salze und salzartige Verbindungen, haben vier therapeutische Ansatzpunkte: Sie neutralisieren Magensäure, inaktivieren Pepsin, adsorbieren Gallensäuren und verstärken protektive Faktoren. Die Wirksamkeit der Antacida in bezug auf die Neutralisation der Säuren hängt dabei nicht nur von der Neutralisationskapazität ab, sondern auch von der Magensäuresekretion, der Geschwindigkeit der Magenentleerung, dem Zeitpunkt der Antacidagabe sowie der Dosierung. Mit der Anhebung des pH-Wertes erfolgt eine Reduzierung der Pepsinaktivität. Darüber hinaus wird Pepsin von aluminiumhydroxidhaltigen Antacida als Komplex gebunden. Der Aluminiumhydroxidanteil ist auch für die Bindung von Gallensäuren und von Lysolecithin hauptverantwortlich. Des weiteren vermögen aluminiumhydroxidhaltige Antacida Prostaglandin E_2 aus der Mukosa freizusetzen, ein Effekt, der sich über mehrere Stunden erstreckt [12]. Einen weiteren neuen Erklärungsansatz für die gastroprotektive Wirkung aluminiumhydroxidhaltiger Antacida lieferten KONTUREK und seine Arbeitsgruppe [18]. Mit Säure versetzte und der Pufferka-

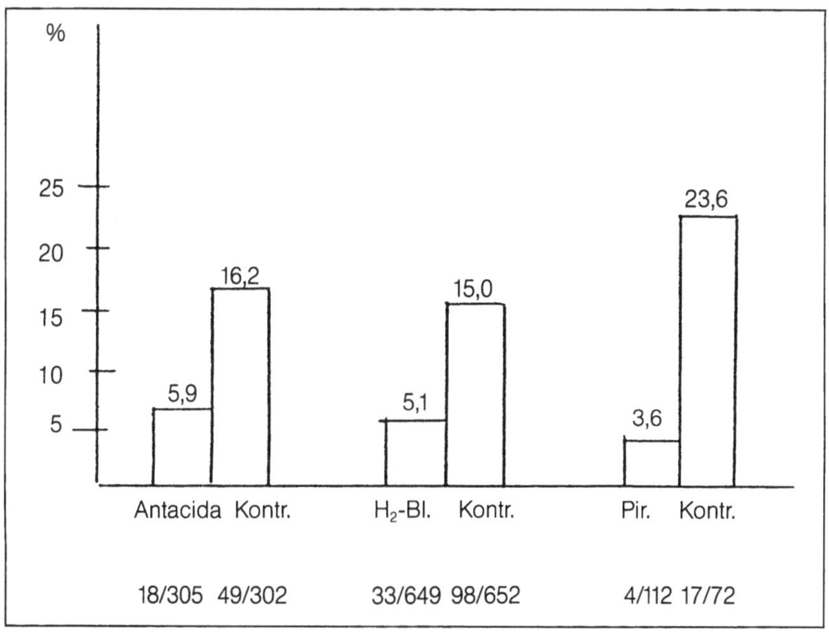

Abb. 1: Metaanalysen zur Häufigkeit sichtbarer Streßblutungen unter Antacida, H₂-Blocker und Pirenzepin versus unbehandelte Kontrollen (Zusammenstellung aus kontrollierten Studien [3, 6, 13])

pazität beraubte aluminiumhaltige Antacida steigern zum einen die Bindung des epidermalen Wachstumsfaktors (EGF), der sowohl schleimhautschützende als auch ulkusheilende Eigenschaften besitzt, an die gastrale Mukosa und stimulieren zum anderen die Mukosa, ebenfalls in Gegenwart von Magensäure, zur verstärkten Synthese von Stickstoffmonoxid (NO), das die mukosale Durchblutung deutlich erhöht (Tab. 1). Möglicherweise führen weitere Untersuchungen zu der Erkenntnis, daß die Säureneutralisation der Antacida keine oder nur eine untergeordnete Rolle spielt, wohingegen EGF, NO und PGE₂, deren protektive Effekte (EGF, NO) durch Acidifizierung der Antacida sogar zunehmen, den wesentlichen prophylaktischen Effekt ausmachen. Hierfür sprechen auch die Ergebnisse klinischer Studien. Antacida verhinderten nur dann Streßblutungen, wenn sie in maximal zweistündigen Applikationsintervallen verabreicht wurden, unabhängig vom Magensaft-pH-Wert. Wurden diese Intervalle von zwei Stunden überschritten, ließ sich keine signifikante Wirksamkeit mehr erkennen [5, 9, 24]. Offensichtlich sind bereits geringe Antacidamengen

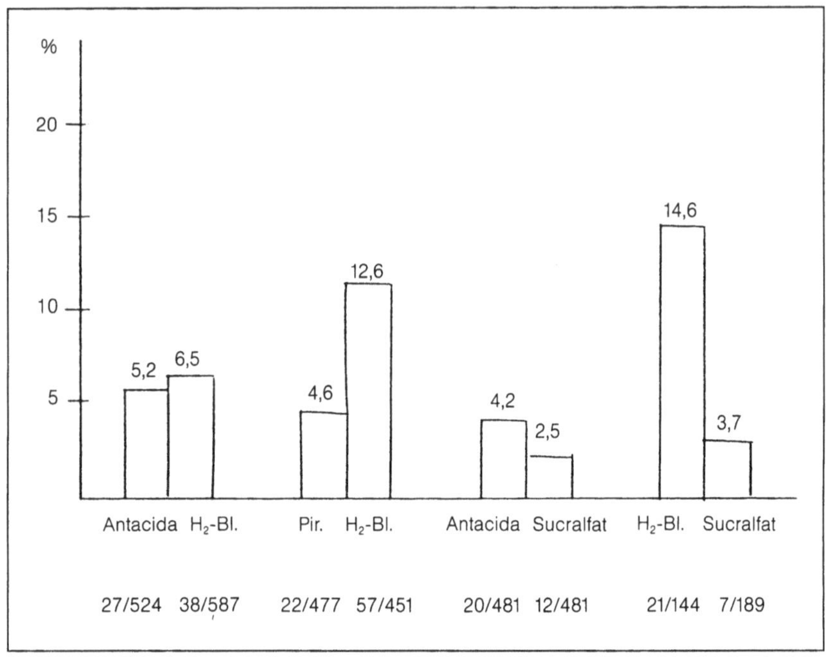

Abb. 2: Metaanalysen zur Häufigkeit sichtbarer Streßblutungen unter Antacida versus H_2-Blocker oder Sucralfat, unter Pirenzepin versus H_2-Blocker sowie unter Sucralfat versus H_2-Blocker (Zusammenstellung aus kontrollierten Studien [5, 6, 10, 12])

wirksam, wie die Studie von BASSO et al. [3] zeigt, in der bei Verzicht auf eine pH-Adaptation kleine Dosen in stündlichem Abstand appliziert wurden. Auch die erfolgreiche Therapie des Ulcus ventriculi mit niedrig dosierten Antacida mit einer Neutralisationskapazität von nur 120 mmol/die, eine Dosis, die in vivo nur einen sehr geringen Effekt auf den intragastralen pH-Wert hat, spricht dafür, daß diese Wirkung nicht auf der Säureneutralisation beruht.

Als in den sechziger und siebziger Jahren Streßblutungen auf den Intensivstationen zunehmend zu einem Problem wurden, überprüfte man zunächst Antacida und ab 1977 Cimetidin und Pirenzepin auf ihre präventive Wirksamkeit. SKILLMAN und Mitarbeiter [22] entwickelten das alkalinisierende Konzept der intragastralen pH-Anhebung durch Antacida auf einen „ungefährlichen" Wert über 4, ein Konzept, das sich allgemein durchsetzte. Um einen solchen kontinuierlichen pH-Wert über 4 zu erreichen, muß in der Regel eine Basisdosis von 10 – 30 ml Antacidum in 1- bis 2stündlichen Intervallen mit Korrekturen entsprechend der pH-Wertkontrolle appliziert werden.

In verschiedenen Studien konnte dokumentiert werden, daß die pH-kontrollierte (pH größer 3,5) 1- bis 2stündliche Gabe aluminiumhydroxidhaltiger Antacida gegenüber unbehandelten Kontrollgruppen eine signifikante Blutungsreduktion bewirkt (Tab. 2). Bei Fehlen des Aluminiumhydroxidanteils oder bei längerfristigen Applikationsintervallen war der Effekt vermindert oder unzureichend. Im Vergleich zu H_2-Blockern war die Wirkung der Antacida gleich gut oder sogar überlegen (Tab. 3) (Abb. 1, 2).

Insgesamt gilt bisher eine derartige Antacidaprophylaxe als Referenzmedikation, an der andere Pharmaka gemessen werden müssen. Als Nachteil einer solchen Therapie sind der personelle Aufwand, die u.U. hohe Substanz- und Volumenbelastung (240 – 1440 ml/die) sowie die pharmakologischen Nebenwirkungen zu nennen. Die heute gebräuchlichen Antacida-Handelspräparate sind keine inerten Substanzen, sondern sie lösen spezifische Aktionen im Gastrointestinaltrakt und im Mineralhaushalt aus. Ebenso bestehen Wechselwirkungen mit zahlreichen oral verabreichten Pharmaka. Für Einzelheiten der Nebenwirkungen der Antacida sei auf die entsprechenden Beiträge in diesem Buch verwiesen.

Sucralfat

Sucralfat ist das basische Aluminiumsalz des Saccharoseoctasulfats. Diese Substanz bildet im sauren Milieu des Magens eine visköse amorphe Masse, bedingt durch eine geringe Abgabe von einzelnen, positiv geladenen Aluminiumhydroxid-Ionen und Saccharoseoctasulfat-Ionen. Dadurch bildet sich ein eng vernetztes, negativ geladenes Sucralfat-Polyanion, das sich gegenüber H-Ionen als sehr resistent erweist. Durch Bildung eines Sucralfat-Proteinkomplexes reichert sich Sucralfat insbesondere im Bereich von Läsionen, aber auch auf der gesunden Mukosa an. Dieser Komplex erweist sich als schlecht permeabel für H-Ionen. Wahrscheinlich sind die Aluminiumhydroxidgruppen dafür verantwortlich, daß Sucralfat in suspendierter Form Pepsin und Gallensäuren zu binden vermag. Ebenfalls sind es diese spezifischen physiko-chemischen Eigenschaften des Aluminiumsalzes, die die Prostaglandinbiosynthese in der Mukosa stimulieren und damit mukosaprotektive Wirkungen auslösen [12, 24] (Tab. 1).

In therapeutischen Dosen hat Sucralfat beim Menschen keinen Einfluß auf den Magensaft-pH-Wert. Weiterhin zeigt Sucralfat als einziges in der Streßblu-

Tab. 3: Prospektive Studien zum Vergleich von Antacida und H_2–Antagonisten in der Streßblutungsprophylaxe (aus [5])

Autor	Studie Parameter	Patienten	pH–TITR > 3,5	Antacidum Intervall {h}	N	H_2–Rezeptorantagonist Dosis/d	N
McElwee	pr, ma	Verbr	ja	2	0/14	1,6 g C	0/13
Ditschuneit	pr, ma	intern	ja	4	1/14	1,2 – 1,8 g C	2/14
Poleski	pr, ma	int + chir	ja	1	0/16	1,2 – 2,4 g C	0/21
Luk	pr, oc	?	nein	3	7/59	1,2 g C	4/62
Martin	pr, ma	PT	ja	1	2/37	1,2 –1,8 g C	3/40
Priebe	pr, oc	chir	ja	1	0/37	1,2 –2,4 g C	4/38
McDougall	pr, ma	Lebervers	nein	4	3/13	2,4 g C	1/26
Zumtobel	pr, ma	chir	nein	?	9/38	1,6 g C 0,8 – 1,2 g C	8/166 7/17
Khan	pr, ma	resp. insuff	ja	1	3/210	1,8 g C	3/110
Basso	pr, ma	chir	nein	1	1/52	0,8 g C	0/60
Weigelt	pr, ma	chir	ja	2	0/16	1,2 – 2,4 g C	3/61
Zinner	pr, oc, ma	chir	ja	2	5/100	1,2 g C	14/100
Engelhardt	pr, ma	inter, chir	ja	2	2/58	1,2 g C + 30 mg Pir	5/62
Kingsley	pr, ma	inter, chir	ja	3 kontin	9/61 3/64	1,2 g C Bonus 1,2 g C kontin	5/65 1/59
Moscona	pr, ma	Verbr	nein	3	0/25	1,2 g C	0/25
gesamt					45/814 (5,5 %)		60/939 (6,4 %)
Antacida: Al–hydroxid, Applik. 1 – 2 std.					16/604 (2,6 %)		31/564 (5,9 %)

pr = prospektiv, ma = makroskopisch sichtbare Blutungen, oc = occulte Blutungen

tungsprophylaxe eingesetztes Pharmakon gegenüber verschiedenen bakteriellen Erregern eine antibakterielle Aktivität. Im Vergleich zu den Antacida sind die orale Substanz- (bis zu 1 g Aluminium/die) und Volumenbelastung (bis zu 100 ml/die) deutlich geringer. Die Ausscheidung des Sucralfats erfolgt überwiegend mit dem Stuhl.

Im Gegensatz zu Antacida, H_2-Blockern und Pirenzepin existiert keine Vergleichsstudie zwischen Sucralfat und Plazebo. Es konnte bisher nur eine äquipotente, prophylaktische Wirkung gegenüber H_2-Blockern und der pH-adaptierten Antacidagabe gezeigt werden (Abb. 2). Aus statistischer Sicht könnte aufgrund der heutigen relativ geringen Blutungsinzidenz und des ausschließlichen Vergleichs mit wirksamen Pharmaka ein sogenannter Fehler zweiter Art entstehen. Es erscheint heute wegen der geringen Blutungsinzidenz durchaus legitim, auch für das Sucralfat plazebokontrollierte Studien mit ausreichender Patientenzahl in homogenen Gruppen zu fordern. Nur so läßt sich zeigen, ob Sucralfat eine gleichwertige Alternative darstellt.

H$_2$-Rezeptorantagonisten

Die fünf in Deutschland verfügbaren H$_2$-Blocker Cimetidin, Ranitidin, Nizatidin, Famotidin und Roxatidin unterscheiden sich in ihrer chemischen Struktur. Sie hemmen aufgrund eines kompetitiven Mechanismus spezifisch die Histaminwirkung selektiv am H$_2$-Rezeptor der Parietalzellen. Dadurch wird sowohl die basale als auch die stimulierte Säuresekretion unterdrückt. Die H$_2$-Blocker differieren wegen ihrer unterschiedlichen chemischen Struktur in der Affinität zum H$_2$-Rezeptor. In bezug auf die pharmakokinetischen Parameter der H$_2$-Blocker bestehen die größten Unterschiede in Bioverfügbarkeit und Halbwertszeit. Die wesentlichen Mechanismen, über die H$_2$-Blocker eine Heilung von Läsionen bewirken, sind die Suppression der Magensäure und die Verringerung des Magensaftvolumens. Die unterschiedlichen Halbwertszeiten und Rezeptoraffinitäten führen zu einem Hemmprofil der Säuresekretion, welches sich im Ausmaß der Säurehemmung in der Nacht und der Wirkung am Tage unterscheidet. Die Minderung der Pepsinaktivität durch H$_2$-Blocker ist hauptsächlich durch die Verringerung des Magensaftvolumens und der H-Ionenkonzentration bedingt. Diese selektive Säuresuppression durch H$_2$-Blocker dürfte im wesentlichen für die Verminderung der Streßblutung verantwortlich sein. Etwaige zytoprotektive Eigenschaften werden kontrovers diskutiert (Tab. 1) [10, 12, 24].

In einer Reihe von Studien wurde ein signifikanter Effekt gegenüber unbehandelten Kontrollgruppen gezeigt (Abb. 1). Auch einem Vergleich mit den Antacida halten die H$_2$-Blocker stand (Tab. 3, Abb. 2). Zwar wurde die Mehrzahl der Studien mit Cimetidin und Ranitidin durchgeführt, wesentliche Unterschiede in der Wirksamkeit dürften aber zwischen den verschiedenen H$_2$-Blockern nicht bestehen [14, 24].

Eine eingeschränkte Nierenfunktion verlängert bei allen H$_2$-Blockern die Eliminationshalbwertszeit. Eine Halbierung der therapeutischen Dosis wird für eine Creatinin-Clearance (30 – 40 ml/Min.) empfohlen. Bei dekompensierter Niereninsuffizienz sind weitere Dosisanpassungen notwendig. Gerade bei älteren Patienten mit Niereninsuffizienz, aber auch Leberversagen, können erhöhte Plasmaspiegel zu zentralnervösen Nebenwirkungen (Schläfrigkeit, Verwirrtheit, Halluzinationen) führen. Kardiovaskuläre Nebenwirkungen in Form bradykarder Herzrhythmusstörungen und/oder eines transienten Blutdruckabfalls nach intravenöser Bolusinjektion lassen sich auch beim schwerkranken Patienten mit oder ohne kardiale Begleitkrankheit durch langsame intravenöse Injektion (mindestens 5 Min.), Kurzinfusionen (15 – 20 Min.) oder kontinuierliche Zufuhr auf ein vertretbares Minimum reduzieren [1].

Interaktionen auf hepatischer Ebene können bei Cimetidin, weniger auch bei Ranitidin, die Elimination von Medikamenten (wie z.B. Lidocain, Theophyllin, Phenytoin) beeinträchtigen. Diese beiden Pharmaka können ebenfalls einen bronchokonstriktorischen Effekt ausüben [24].

Die Anhebung des Magensaft-pH-Wertes in einen annähernd neutralen Bereich begünstigt über eine Beeinflussung des plasmatischen Gerinnungssystems und der Thrombozytenaggregation die lokale Hämostase. Dagegen kommt es bereits bei pH-Werten unter 6,4 zur Lyse primärer Thromben, mit der Gefahr der erneuten Blutung [7]. Gemessen an der Thrombin- und Reptilasezeit verursachen weder Cimetidin noch Ranitidin bei Normalpersonen, aber auch bei solchen mit schon gestörtem Gerinnungssystem, eine Verzögerung der Fibrinbildung, so daß eine verstärkte gastrointestinale Blutungsneigung nicht zu erwarten ist [2].

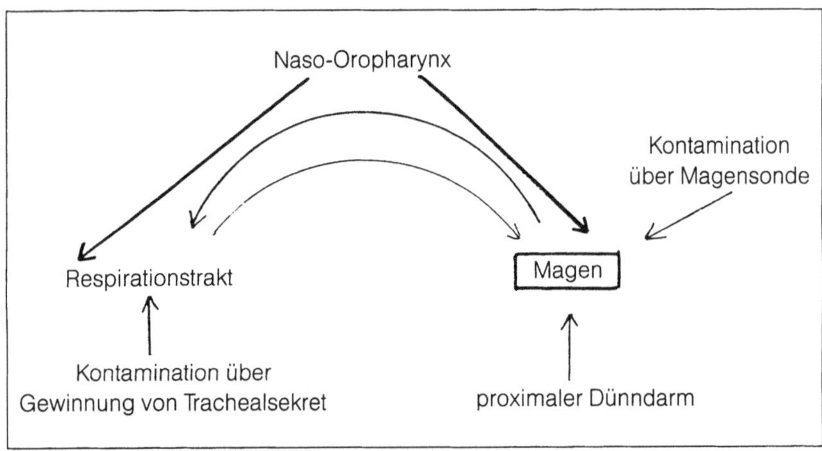

Abb. 3: Alkalinisierende Streßblutungsprophylaxe und nosokomiale Pneumonien: Kolonisationswege

Pirenzepin

Pirenzepin ist als erster selektiver Muskarin-Rezeptorantagonist in der Lage, die verschiedenen Subklassen der muskarinischen Rezeptoren zu differenzieren und selektiv die M_1-Rezeptoren der Parietalzellen zu blockieren. Es wird sowohl die basale als auch die stimulierte Säure- und Pepsinsekretion gehemmt. Die Säuresekretionshemmung basiert dabei vorwiegend auf einer Abnahme des Sekretvolumens und weniger auf einer selektiven Verminderung der HCl-Sekretion. Im Gegensatz zu den nichtselektiven Anticholinergika beeinflußt Pirenzepin im wesentlichen nicht die prokinetische Aktivität des oberen Intestinaltraktes. Aus klinischen wie experimentellen Studien geht hervor, daß Pirenzepin darüber hinaus verschiedene zytoprotektive Eigenschaften aufweist (Tab. 1). Die wesentlichen Faktoren sind hier eine Steigerung der Durchblutung, eine erhöhte Schleimproduktion und eine verstärkte Regeneration der Schleimhaut. Im Vordergrund steht dabei die Erhöhung der Mukosadurchblutung, die trotz Säureinhibition zu beobachten ist. Pirenzepin wird unabhängig von der Applikationsart nur gering metabolisiert. Der Hauptanteil wird unverändert zu etwa gleichen Teilen im Stuhl und im Urin eliminiert. Da Pirenzepin zu einem nennenswerten Teil dialysierbar ist, empfiehlt es sich, bei dialysepflichtigen Patienten die vorgesehene Pirenzepindosis nach der Hämodialyse zu verabreichen. Ernste und unerwartete Nebenwirkungen sind unter einer Behandlung mit Pirenzepin nicht beobachtet worden [11, 12, 13].
Im Vergleich zu den Antacida und H_2-Rezeptorantagonisten ist die Zahl prospektiver Studien zur Streßblutungsprophylaxe mit Pirenzepin geringer. Vor allem bei chirurgischen Intensivpatienten erwies sich Pirenzepin in einer Tagesdosis von 40 – 60 mg intravenös gegenüber Plazebo als signifikant überlegen und im Vergleich zu H_2-Blockern als gleichwertig (Abb. 1, 2) [24].

Streßblutungsprophylaxe und nosokomiale Pneumonie

Neben den Wund- und Harnwegsinfektionen gehören die Pneumonien, insbesondere bei schwerkranken, langzeitbeatmeten Patienten, zu den häufigsten nosokomialen Infektionen. Durch strikte Beachtung hygienischer Regeln konnten exogene Faktoren als Pneumonieursache weitgehend ausgeschlossen werden, so daß heute dem Gastrointestinaltrakt als Reservoir gramnegativer Mikroorganismen für die Kolonisation der oberen Luftwege besonderes Interesse zukommt. Die hohe Acidität des Magensaftes fungiert normalerweise als Barriere für das Eindringen von Keimen in den Organismus. Wird der gastrale pH-

Wert jedoch über 4 angehoben, kommt es zur raschen Kolonisierung des Magensaftes, vor allem mit gramnegativen Bakterien [19, 21, 25, 28]. Dieses Faktum gibt Anlaß zu einer kontroversen Diskussion, ob sich der Magen im Rahmen der konventionellen antisekretorischen Streßblutungsprophylaxe mit H_2-Blockern und Antacida zum wichtigsten Ausgangspunkt nosokomialer Pneumonien entwickelt.

Untersuchungen zur Sequenz der Kolonisierung zeigen, daß eine Kolonisierung des Magens auf verschiedenen Wegen möglich ist (Abb. 3). Als wichtigster Ausgangspunkt wird der Oropharynx angesehen, der bei defekter Kolonisationsabwehr z.B. aus exogenen Quellen oder durch die patienteneigene Flora durch fäkalorale Transmission kolonisiert wird und von dem die Keime durch Verschlucken antegrad in den Magen gelangen. Unabhängig davon ist bei Vorliegen von Motilitätsstörungen auch eine Kolonisierung des Magens retrograd vom Darm aus möglich bzw. direkt durch eine Magensonde bei Applikation von Nahrungsmitteln und Medikamenten oder bei der Gewinnung von Magensaft. Ein weiterer Weg ist die primäre Kolonisierung des Tracheobronchialraumes mit nachfolgender gastraler Besiedelung via Oropharynx.

Die entscheidende Frage ist, ob und in welchem Ausmaß der kontaminierte Magensaft kausal an der Entwicklung pulmonaler Infektionen beteiligt ist. Hierzu muß ein unidirektionaler Infektionsweg über einen gastrobronchialen Reflux gefordert werden. Ein solcher Reflux konnte von zwei Arbeitsgruppen bei einem Drittel intubierter Intensivpatienten mittels radioaktiv markiertem Magensaft gezeigt werden. Von anderen Autoren wurde er durch mikrobiologische Keimtypisierung gesichert [15, 20, 25, 28]. Für einen Teil langzeitbeatmeter Intensivpatienten ist somit die mikrobielle Kolonisation des Magens Ursache für die Kolonisation der Atemwege mit potentiell konsekutiver Pneumonie. Im wesentlichen dürfte aber die Kontamination der Luftwege vom Naso-Oropharynx ausgehen oder sekundär bei der Gewinnung von Trachealsekret erfolgen.

Bisher wurde der gesamte Intestinaltrakt zu wenig in die Betrachtung einbezogen. Auch hier, und nicht nur am Magen, finden sich bei Schock und Hypotension Mikrozirkulationsstörungen, die zu einer Schädigung der Mukosabarriere, zur Bakterientranslokation und zur systemischen Endotoxineinschwemmung führen können. Durch die gesteigerte Schleimhautpermeabilität kann damit der Darmtrakt als wichtigstes Reservoir gramnegativer Bakterien zur wesentlichen Quelle systemischer (und somit pulmonaler) Infektionen werden.

Auch wenn der gastropulmonale Kolonisations- und Infektionsweg nicht die dominierende Rolle spielt, sollte alles getan werden, um diesen Weg zu unterbinden. Schwerstkranke beatmete Patienten weisen im Rahmen des „Multior-

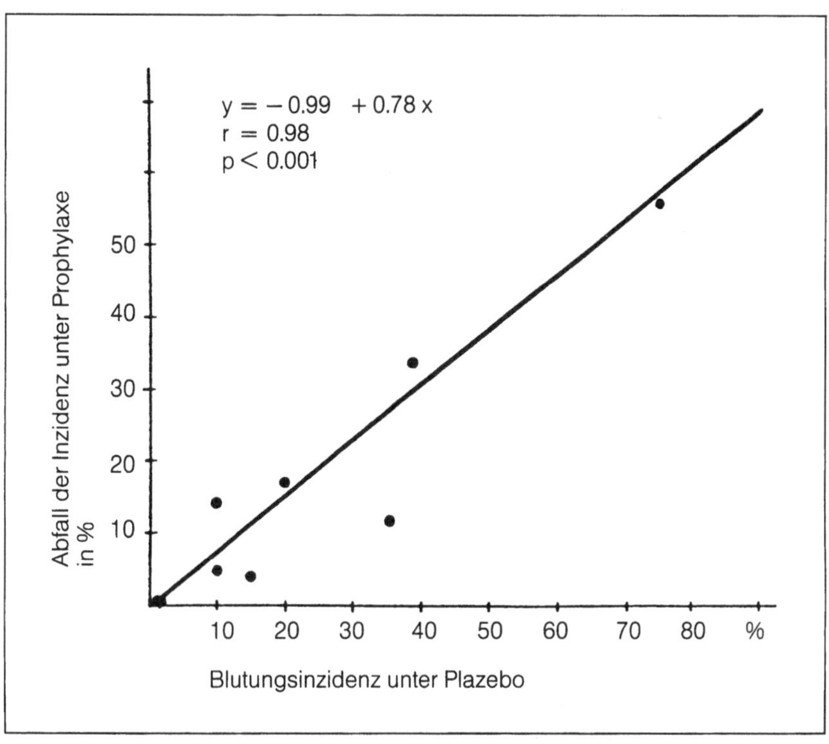

Abb. 4: Prophylaxewirkung und Blutungsinzidenz unter Plazebo (Zusammensetzung aus neun plazebokontrollierten Studien; aus [8])

gan"-Versagens zu 60 – 70 % auch eine „exokrine Insuffizienz" des Magens mit pH-Werten im anaziden Bereich auf. Dies führt per se bereits zu einer erhöhten bakteriellen Besiedelung, unabhängig davon, ob Antacida oder H_2-Blocker zum Einsatz kamen. Darüber hinaus haben pH-Wertmessungen gezeigt, daß auch bei 60 – 80 % der Patienten unter dem nicht säurereduzierenden Sucralfat pH-Werte $\geq 4,0$ gefunden werden [21, 23, 25].

Als Ursachen für einen erhöhten Reflux aus dem Magen sind Mechanismen wie das Vorhandensein einer Magensonde als direkte Leitschiene für den Reflux, eine Vermehrung des Magenvolumens durch die Gabe von Antacida, Sucralfat oder auch Nahrung oder eine Magenentleerungsstörung im Rahmen einer intestinalen Stase anzusehen. Ob nun im Rahmen einer Pneumonieprophylaxe auf das klassische alkalinisierende Konzept mit Antacida und H_2-Blockern

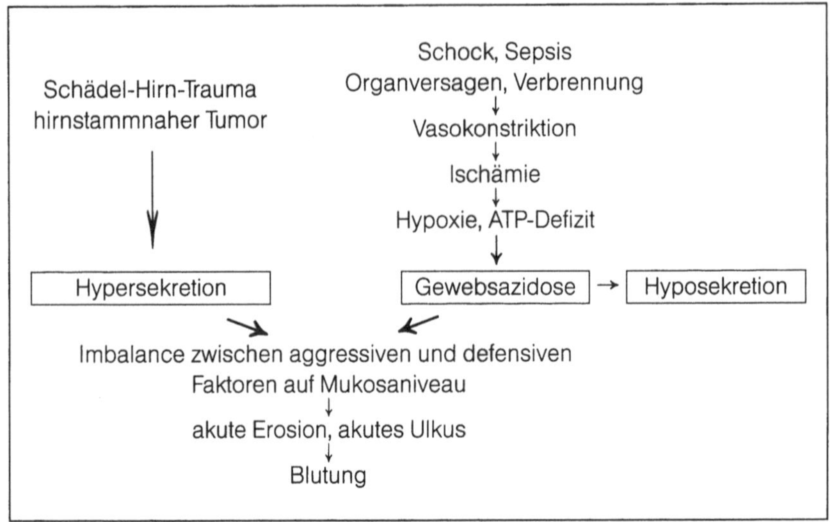

Abb. 5: Pathogenese von Streßläsionen und Streßblutung

zugunsten von Pirenzepin bzw. Sucralfat verzichtet werden sollte, ob anstelle der Magensonde eine perkutane, endoskopische Gastrostomie (PEG) angelegt werden sollte, ob eine intestinale Stase durch auf den ganzen Magen-Darm-Trakt wirkende prokinetische Substanzen (intravenös zu applizierende Pharmaka liegen bisher nicht vor) ersetzt werden sollte, diese und andere Fragen bedürfen der Klärung in weiteren Studien. Es ist schwer verständlich, warum in diesem äußerst komplexen Geschehen Sucralfat im Vergleich zu Antacida und H_2-Blockern eine geringere Pneumonierate aufweist [16, 21, 25], muß doch dieser Effekt allein auf die substanzspezifische, antibakterielle Wirkung zurückgeführt werden. Auch hier ist die Frage nach dem Einfluß einer alkalisierenden bzw. einer pH-Wert-unabhängigen Streßblutungsprophylaxe auf das Pneumonierisiko nur zu beantworten, wenn die medikamentöse Prophylaxe gegen Plazebo verglichen wird.

Da Oropharynx und Gastrointestinaltrakt bei über 3/4 aller nosokomialen Infektionen die eigentlichen Infektionsquellen darstellen, gilt in letzter Zeit das Hauptinteresse lokalen Dekontaminationsmaßnahmen, wie der nichtselektiven Darmdekontamination durch frühe orthograde Darmspülung, der intratrachealen Aminoglykosidapplikation und insbesondere der selektiven Darmdekontamination durch Applikation von Gentamicin, Polymyxin B und Amphotericin B. Die bisherigen Ergebnisse mit diesen Verfahren zeigen einen effektiveren

Weg auf, die nosokomiale Pneumonierate zu senken, als der ausschließliche Einsatz eines pH-Wert-unabhängigen Prophylaxeregimes mit Pirenzepin und Sucralfat [21, 28, 29].

Definition von Risikogruppen

Die Metaanalysen plazebokontrollierter Studien – und nur solche Studien sollten zur Beurteilung der Effektivität einer medikamentösen Prophylaxe herangezogen werden – zeigen einen Rückgang der Blutungsinzidenz ohne Prophylaxe auf etwa 10 % und unter Antacida und Cimetidin als den am häufigsten eingesetzten Pharmaka auf 2 – 7 %. Nach GYR und MEIER [8] besteht eine lineare Korrelation, wenn man den Effekt der Prophylaxe in Beziehung zur Streßblu-

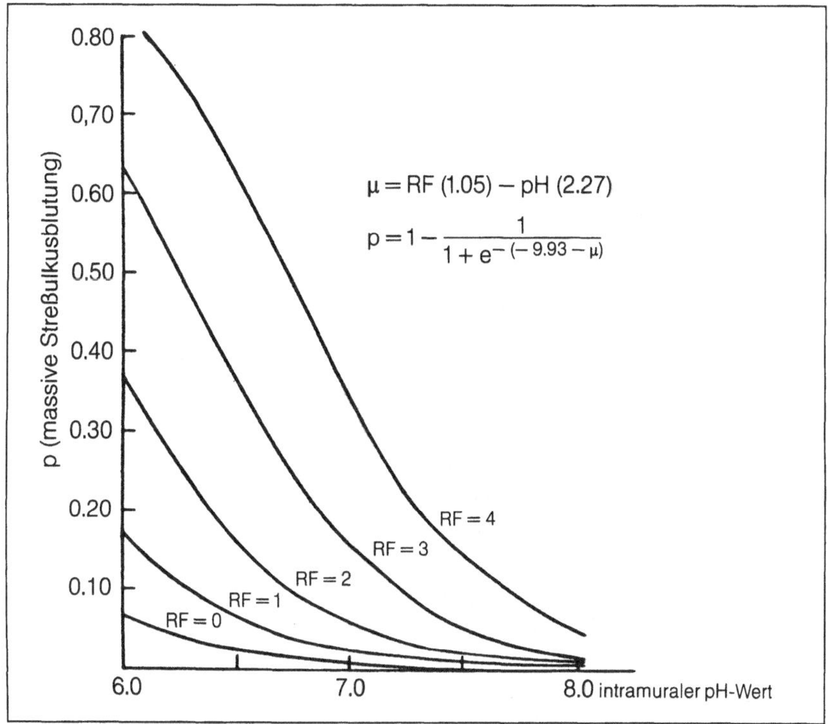

Abb. 6: Korrelation zwischen intramuralem pH-Wert und der Zahl der Risikofaktoren sowie der Blutungswahrscheinlichkeit (aus [6])

tungsinzidenz unter Plazebo setzt (Abb. 4). Ist die Blutungsinzidenz unter Plazebo gering, so ist auch nur eine geringe Wirkung der Prophylaxe zu erwarten und umgekehrt. Dieses Faktum erklärt, warum in Studien mit kleinen Fallzahlen und zudem häufig inhomogenen Patientengruppen ein Unterschied statistisch nur noch schwer zu sichern ist und warum die medikamentöse Prophylaxe, zumal unter dem Gesichtspunkt von Nebenwirkungen (z.B. Begünstigung nosokomialer Infektionen) und Kosten, teils in Frage gestellt wird.

Sicherlich ist es heute nicht mehr gerechtfertigt, jedem Intensivpatienten eine Blutungsprophylaxe zukommen zu lassen, sondern es ist wichtig, den Hochrisikopatienten zu identifizieren und für ihn ein individuelles, bedarfsadaptiertes Prophylaxeregime zu entwickeln.

Vergegenwärtigt man sich die Pathophysiologie der Streßblutung (Abb. 5), so fand sie bisher nur ungenügende Berücksichtigung in einer „Differentialtherapie", vielmehr wurden alle Patienten relativ gleich behandelt.

Das pathogenetische Prinzip Säure spielt analog dem Zollinger-Ellison-Syndrom bei der peptischen Ulkuskrankheit nur bei intrakranialen und spinalen Läsionen (Trauma, Tumor) eine dominierende Rolle. Durch die Irritation vagusnaher Bezirke bzw. übergeordneter hypothalamischer Zentren und durch den ödembedingten gesteigerten intrakraniellen Druck kommt es über Gastrin und Histamin zur Steigerung der Magensaftsekretion (von normal 50 ml bis zu 1500 ml und mehr) mit Maxima am zweiten und besonders am siebten und achten postoperativen Tag. Entsprechend zeigt die Blutungsinzidenz zwei Gipfel: einmal am dritten postoperativen Tag und zum anderen am Anfang der zweiten Woche [17]. Da eine kausale Therapie derzeit schwer durch eine Beseitigung der zentralen vagalen Dysregulation zu erzielen ist, sollte die vagale Übererregbarkeit durch eine Blockade der peripheren vagalen Efferenzen mit M_1-Blockern reduziert werden. Pirenzepin scheint hier das Mittel der Wahl zu sein, evtl. kombiniert in der ersten postoperativen Woche mit einem H_2-Blocker.

Die überwiegende Zahl der Intensivpatienten weist eine verminderte Säure- und Pepsinsekretion auf, bzw. bei pH-Werten über 4 (als Folge von Schock und Hypotension) findet sich eine 99,9 %ige Säuresekretionshemmung und der Magen ist anazid. Hier sollten also Pharmaka, die die defensiven Faktoren stärken, ihren Einsatz finden (Tab. 1). Die Forschungsergebnisse über neue Wirkprinzipien der Antacida lassen diese Stoffklasse jetzt insofern wieder in den Mittelpunkt des Interesses rücken, als Antacida nicht nur über eine gesteigerte endogene Prostaglandinsynthese, sondern auch bei kompletter Inhibition der Prostaglandinsynthese die Mukosa des Magens schützen können. Dieser Effekt ist – pH-Wert-unabhängig – offensichtlich an die Kristallstruktur des Aluminiumhydroxids gebunden.

Tab. 4: Risikofaktoren I., II. und III. Ordnung und Score für das Auftreten von Streßblutungen (aus [26, 27])

	I		II		III
	schwer		mittelschwer		nur in Kombination mit I, II
Score		**Score**		**Score**	
20	Ulkusanamnese	5	Transplantation	2	Relaparotomie
15	akute Nieren-insuffizienz (Serumkreatinin > 600 mmol/l)	5	Verbrauchs-koagulopathie	2	Ileus
15	Verbrennung > 25 %	5	neurogener Schock	2	hypovolämischer Schock
15	singuläres Schädel-Hirn-Trauma mit neurologischem Schaden				
10	schwere Infektion	5	intrakranielle Blutung	2	anaphylaktischer Schock
10	schweres Polytrauma				
10	kardiogener Schock	5	Transfusion (> 4 Einheiten)	2	septischer Schock
10	Pankreatitis	5	Alter > 65 Jahre	2	Schädel-Hirn-Trauma (in Kombination mit paroxysmaler Tachykardie)
10	gastroente-rologische Grundkrankheit	3	Hämoglobin < 10 g/dl > 24 h	2	Kortikosteroide
7	akute Niereninsuffizienz (Serumkreatinin 300 – 600 mmol/l)	2	Blutdruck < 100 mm Hg > 1 h > 1 x		
7	respiratorische Insuffizienz (F_i,O_2 > 0,35)	2	Blutdruck > 200 mmHg > 2x/d > 1x		

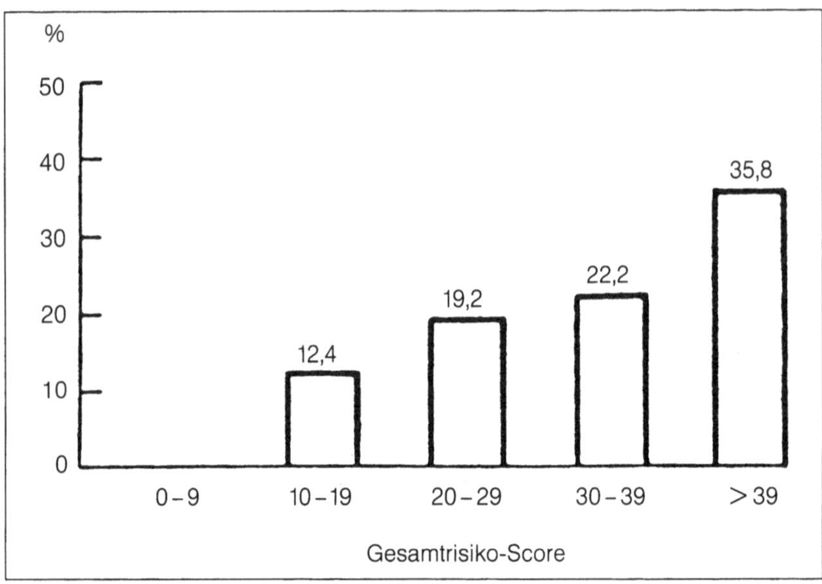

Abb. 7: Häufigkeit von Streßblutungen in Abhängigkeit vom Gesamtrisiko-Score bei 420 Patienten mit prophylaktischer Medikation (aus [27])

Ob neben den Alterationen der Mikrozirkulation und der Säure- und Pepsinsekretion auch noch andere Faktoren wie Motilitätsstörungen mit Reflux von barrier-breakers oder freigesetzte endogene Mediatoren (Histamin, Katecholamine, Glukokortikoide) in der Pathogenese der Streßläsion mehr als einen additiven Effekt haben, ist ebensowenig systematisch untersucht wie eine therapeutische Beeinflussung dieser Faktoren. Zukünftige Studien werden zeigen müssen, ob für den individuellen Patienten auf der Basis pathophysiologischer Daten eine differenziertere Art der Behandlung als bisher möglich ist.

Die Bestimmung des intragastralen pH-Wertes mit pH-Papier ist ein wenig geeignetes Verfahren, gefährdete Patienten zu identifizieren. Verglichen mit der Gewebeazidose ist der intraluminale pH-Wert in der Pathogenese von Streßläsionen von untergeordneter Bedeutung. Trotz Gabe von Prophylaktika (sieht man von der pH-Wert-kontrollierten 1- bis 2stündlichen Antacidaapplikation ab) kann ein konstanter Magen-pH-Wert nur schwer gehalten werden. Zahlreiche, in ihrer Bedeutung ebenfalls nicht ausreichend untersuchte endogene und exogene Faktoren (Schock, Sepsis, Narkose, Sedierung, Analgesie, antacidainduzierte Hypergastrinämie, Toleranzentwicklung unter H_2-Blockern etc.) bedingen eine Fluktuation der pH-Werte mit kurzfristigen potentiell schädigenden (Gewebeazidose) oder nützlichen (Keimabtötung) pH-Wertabfällen. Darüber hinaus relativieren sich die Ergebnisse von Messungen mit pH-Papier dadurch, daß bis zu 30 % falsche Werte erhalten werden sollen [4].

Ob die 24-Stunden-pH-Metrie vorteilhafter ist und sich daraus sogar eine zeitliche Differenzierung der medikamentösen Streßblutungsprophylaxe ableiten läßt, wird in entsprechenden Studien zu erarbeiten sein.

FIDDIAN-GREEN et al. [6] konnten nachweisen, daß die Gewebeazidose der entscheidende Parameter ist, der über das Auftreten von Streßblutungen und sogar über die Überlebensprognose entscheidet und der nicht mit dem intragastralen pH-Wert korreliert. Nur Patienten mit einem Gewebe-pH-Wert unter 7,25 entwickelten Streßblutungen. Abb. 6 zeigt darüber hinaus die Korrelation zwischen dem intramuralen pH-Wert und der Anzahl der Risikofaktoren sowie der Blutungswahrscheinlichkeit. Je niedriger der intramurale pH-Wert, desto wahrscheinlicher wird die Blutung, wobei die Zahl der Risikofaktoren als zusätzlicher Parameter fungiert. Der intramurale pH-Wert wird nach der Henderson-Hasselbach-Gleichung aus dem Magensaft-pCO_2 und dem arteriellen HCO_3 berechnet und reflektiert den Sekretorstatus und den pH-Wert des Blutes vom Patienten. Ob die Bestimmung des intramuralen pH-Wertes zusammen mit etwaigen Risikofaktoren geeignet ist, Intensivpatienten hinsichtlich ihres Blutungsrisikos zu definieren, muß, einschließlich des Verhaltens dieser Parameter unter einer Blutungsprophylaxe, geprüft werden.

Aus den verschiedenen Möglichkeiten der Identifizierung von Hochrisikogruppen unter den Intensivpatienten, die der Prophylaxe bedürfen, gestaltet sich derzeit als einfachste und praktikabelste Lösung die Anwendung eines Risiko-Score, 1983 durch uns erstmals publiziert und später durch TRYBA modifiziert (Tab. 4) [26, 27]. Aus 202 klinischen Parametern wurden mittels statistischer Verfahren bei 1040 internistischen, abdominalchirurgischen und unfallchirurgischen Intensivpatienten der Jahre 1975 bis 1980, die einer mehr als 6tägigen Intensivbehandlung bedurften, durch schrittweise Selektion die verschiedenen Risikofaktoren identifiziert und auf der Basis der Blutungsinzidenz mit einem Score zwischen 2 und 20 versehen. Der Gesamtrisiko-Score errechnet sich kumulativ. Es ließ sich zeigen, daß das Blutungsrisiko mit der Schwere der Grunderkrankung bzw. der Zahl der Risikofaktoren korreliert und für die Kumulation von Faktoren eine lineare Beziehung besteht (Abb. 7). Bei den Risikofaktoren 1. Ordnung bzw. bei einem Gesamtrisiko-Score $\geq$ 20 halten wir die Prophylaxe für essentiell notwendig. Natürlich liefert eine solche Score-Bewertung, die sich mittlerweile in der Klinik und auch in Studien bewährt hat, eher einen Anhalt für das relative und nicht für das absolute Risiko einer Streßblutung. Im Einzelfall kann eine derartige Abschätzung des Blutungsrisikos durchaus versagen. Übereinstimmend wird eine Prophylaxe bei Patienten mit vorbestehender Ulkuserkrankung (Gefahr der Reaktivierung) und langfristiger Steroidmedikation als notwendig erachtet.

Auf der Basis der bisherigen Kenntnisse fällt es schwer, allgemeingültige Aussagen zu treffen, welcher Risikopatient zu welchem Zeitpunkt über welchen Zeitraum welche Prophylaktika in Mono- und/oder Kombinationstherapie bekommen soll. Von einer individualisierten, bedarfsadaptierten Streßblutungsprophylaxe sind wir somit noch ein Stück entfernt. Es besteht aber auch kein Zweifel, daß die bisher ausgeübte medikamentöse Streßblutungsprophylaxe effektiv ist und eine notwendige Schutzmaßnahme bei Hochrisikopatienten darstellt.

Diskussion

Prof. Caspary:
In Deutschland werden in der Streßulkusprophylaxe zu 95 % H_2-Blocker eingesetzt, obwohl es lange Zeit für Antacida die besten Wirksamkeitsnachweise gab.
Für die H_2-Blocker lagen dagegen lange Zeit keine Nachweise vor. Wie soll man sich heute verhalten? Auf den Intensivstationen werden die H_2-Blocker vor allem wegen der größeren Bequemlichkeit vorgezogen. Wenn wir jetzt noch regelmäßige Titrationen fordern, werden in Zukunft Antacida bei der Streßulkusprophylaxe gar nicht mehr eingesetzt. Präferieren Sie Antacida oder H_2-Blocker?

Prof. Huchzermeyer:
Zur Zeit werden die H_2-Blocker bevorzugt. Aufgrund der Studien muß man aber sagen: Antacida und H_2-Blocker sind gleichwertig.

Prof. Halter:
In den Antacidastudien wurde nachgewiesen, daß die Signifikanzen mit der Zeit immer geringer wurden. Heute müßte man sehr viele Patienten in eine Studie aufnehmen, um zu einem Ergebnis zu kommen. Für sehr zweifelhaft halte ich die Sucralfatargumentation, da es nur wenige Leute gibt, die wirklich an die nosokomiale Pneumonie glauben.

Prof. Miederer:

Die Bedeutung der Streßulkusprophylaxe ist wegen der Fortschritte der Intensivmedizin sicher geringer geworden. Auf den Intensivstationen konnte in den letzten 10 Jahren die durchschnittliche Beatmungszeit von 3,8 Tagen auf 1,4 Tage verringert werden. Bei uns sind es sogar nur 1,2 Tage im Durchschnitt. Auf unserer Intensivstation haben wir seit zwei Jahren keine Streßulzera mehr gesehen.

Literaturverzeichnis

1 BALLER D, HUCHZERMEYER H. Histaminwirkungen am Herzen unter besonderer Berücksichtigung kardialer Nebenwirkungen von H2-Rezeptor-Antagonisten. Klin Wochenschr 1989; 67: 743.

2 BARTHELS M, HUCHZERMEYER H, UTER J. Untersuchungen zum Einfluß von Cimetidin und Ranitidin auf die Fibrinbildung. Med Welt 1985; 36: 834.

3 BASSO N, BAGARANI M, MATERIA A, FIORANI S, LUNARDI P, SPARANZA V. Cimetidin and antacid prophylaxis of acute upper gastrointestinal bleeding in high risk patients. Am J Surg 1981; 141: 339.

4 CABALLERO GA, AUSMAN RK, QUEBBEMAN EJ, SCHULTE WJ, LIN L. Gastric secretion pH-measurement: What you see is not what you get! Crit Care Med 1990; 18: 396.

5 ENGELHARDT D. Analysen klinischer Studien zur Streßblutungsprophylaxe: H2-Antagonisten versus Antazida. In: Tryba M (Hrsg.). Rationale Streßblutungsprophylaxe. Thieme: Stuttgart – New York 1987; 5.

6 FIDDIAN-GREEN RG, MC GOUGH E, PITTENGER G, ROTHMAN E. Predictive value of intramural pH and other risk factors for massive bleeding from stress ulceration. Gastroenterology 1983; 85: 613.

7 GREEN FW, KAPLAN MM, CURTIS LE, LEVINE PH. Effect of acid and pepsin on blood coagulation and platelet aggregation. A possible contribution to prolonged gastroduodenal mucosal hemmorrhage. Gastroenterology 1978; 74: 38.

8 GYR K, MEIER R. Streßulkuskrankheit und deren Prophylaxe. Schweiz Med Wochenschr 1989; 119: 423.

9 HOTZ J. Antazida bei der Prophylaxe gastroduodenaler Streßblutungen. In: Tryba M (Hrsg.). Rationale Streßblutungsprophylaxe. Thieme: Stuttgart – New York 1987; 5.

10 HUCHZERMEYER H. Cimetidin und Magenschleimhautbarriere. In: Tryba M (Hrsg.). Rationale Streßblutungsprophylaxe. Thieme: Stuttgart – New York 1987; 5.

11 HUCHZERMEYER H. Pirenzepin und Zytoprotektion. In: Tryba M (Hrsg.). Rationale Streßblutungsprophylaxe. Thieme: Stuttgart – New York 1987; 9.

12 HUCHZERMEYER H. Pharmakologie und klinische Wirkung der Ulkustherapeutika. In: Lesch P, Häring R (Hrsg.). Ulkus – Diagnostik und Therapie. TM-Verlag: Hameln 1990; 75.

13 HUCHZERMEYER H, WÖLTJE M, SCHALBER E. Der Effekt von Pirenzepin auf den Ruhedruck des unteren Ösophagussphinkters bei Achalasie. Ist Pirenzepin für die Therapie der

Refluxösophagitis geeignet? Chirurgische Gastroenterologie mit interdisziplinären Gesprächen 1985; 3: 93.

14 HUCHZERMEYER H, TRYBA M. Wirksamkeit von H2-Antagonisten zur Streßblutungsprophylaxe. In: Tryba M (Hrsg.). Rationale Streßblutungsprophylaxe. Thieme: Stuttgart – New York 1987; 50.

15 IBANEZ J, PENAFIEL A, RAURICH JM, MARSE P, PATERNOSTRO JC, MAFA F. Gastroesophageal reflux and aspiration of gastric contents during nasogastric feeding, the effect of posture. Intensive Care Med 1988; 14 (Supp 2): 296.

16 JEHLE EC, CASTIGLIONE F, BLUM AL. Prophylaxe der Streßulkus-Blutung: Eine Risiko-Nutzen-Analyse. Z Gastroenterol 1990; 28: 315.

17 KLEIN HJ. Streßulkus – kausale oder symptomatische Prophylaxe? In: Tryba M (Hrsg.). Rationale Streßblutungsprophylaxe. Thieme: Stuttgart – New York 1987; 66.

18 KONTUREK SJ, BRZOZOWSKI T, MAJKA J, SZLACHEIC A, SLOMIANY B, NAUERT CH. Role of nitric oxide and prostaglandins in gastroprotective aluminium containing antacid. Zur Publikation eingereicht.

19 KOPP KH, KAPPSTEIN J. Intragastrale pH-Wert-Anhebung durch Pharmaka: Ursache für bakterielle Kolonisation der oberen Luftwege? Argumente Pro. Z Gastroenterol 1991; 28 (Suppl 1): 23.

20 NACHTKAMP J, BARES R, WINKELTAU G, KLINGE U, SCHUMPELICK V, BÜLL U, LERDI MM. Keimbesiedlung des Magens unter medikamentöser Streßulcusprophylaxe – Ursache von broncho-pulmonalen Infektionen bei Beatmungspatienten? Z Gastroenterol 1988; 26: 493.

21 SIMON B, MÜLLER P. Aziditätssenkende Pharmaka zur Streßblutungsprophylaxe: Ursache für die Entstehung nosokomialer Pneumonien? Argumente Contra. Z Gastroenterol 1991; 28 (Suppl 1): 41.

22 SKILLMAN JJ, GOULD SA, CHUNG RSK, SILEN W. The gastric mucosal barrier: clinical and experimental studies in critically ill and normal man and in the rabbit. Ann Surg 1970; 172: 564.

23 STANNARD VA, HUTCHINSON A, MORRIS DL, BYRNE A. Gastric exocrine „failure" in critically ill patients: incidence and associated features. Br Med J 1988; 296: 155.

24 TRYBA M. Akute Streßblutungen – Pathogenese und Prävention. In: Lesch P, Häring R (Hrsg.). Ulkus – Diagnostik und Therapie. TM-Verlag: Hameln 1990; 75.

25 TRYBA M. Aziditätssenkende Pharmaka zur Streßulkusprophylaxe: Ursache für die Entstehung nosokomialer Pneumonien? Argumente Pro. Z Gastroenterol 1991; 28 (Suppl 1): 32.

26 TRYBA M, BRANDT D. Risikofaktoren der akuten Streßblutung. In: TRYBA M (Hrsg.). Rationale Streßblutungsprophylaxe. Thieme: Stuttgart – New York 1987; 117.

27 TRYBA M, HUCHZERMEYER H, TÖRÖK M, ZENZ M, PAHLOW J. Single-drug and combined medication of Cimetidine, Antacids and Pirenzepine in the prophylaxis of acute upper gastrointestinal bleeding. Hepato-gastroenterol 1983; 30: 154.

28 UNERTL K, LENHARD FP, FORST H, RUCKDESCHEL G. Intragastrale pH-Wert-Anhebung durch Pharmaka: Ursache für die bakterielle Kolonisation der oberen Luftwege? Argumente Contra. Z Gastroenterol 1991; 28 (Suppl 1): 27.

29 VOGEL F, KLEINSCHMIDT R, ROMMELSHEIM K, EXNER M. Prophylaxe von Pneumonien während der Beatmungstherapie. Med Klin 1989; 84: 303.

Resümee

F. Halter,

Inselspital Bern, Abteilung für Gastroenterologie, CH-3010 Bern

Welche Bedeutung hat die Säureneutralisation für die Wirksamkeit der Antacida? Bei der heutigen niedrig dosierten Antacidatherapie sind die täglich applizierten Dosierungen relativ gering, zu gering, um alle Wirkungen der Antacida zu erklären. Ich glaube aber trotzdem, daß die Neutralisationskapazität ein wichtiges Wirkungsprinzip darstellt. Wahrscheinlich unterschätzen wir die Neutralisationskapazität der Antacida in vivo, weil viele Versuche an Gesunden durchgeführt wurden. Ich bin überzeugt, je mehr Säure im Magen ist, um so besser neutralisieren die Antacida, denn sie entfalten ihre Neutralisationskapazität vor allem im tiefen pH-Bereich.

Wir haben einen sehr interessanten Vortrag von Herrn Güldütuna über die Gallensäurenbindung der Antacida gehört. Ich sehe aber bis heute keine Möglichkeit zu prüfen, ob diesem Phänomen beispielsweise bei der Ulkusheilung eine klinische Bedeutung zukommt.

Herr Tarnawski hat uns gezeigt, welche Faktoren bei der Ulkusheilung eine Rolle spielen. Auch hier ist vom Tiermodell zum Menschen ein weiter Weg. Ich bin überzeugt, daß wir auf diesem Weg in den nächsten Jahren weitere Erfolge erzielen werden.

Herr Berstad hat uns die Rolle des H. pylori für die Ulkusheilung erläutert. Sicher haben die Antacida eine gewisse Wirkung auf dieses Bakterium. Es ist aber wahrscheinlich ähnlich wie im Boxkampf beim Knockout. Der H. pylori ist etwas inaktiviert, aber völlig zu vernichten ist er durch Antacida offenbar nicht. Auch zu diesem Punkt müssen wir noch vieles lernen.

Besonders wichtig war die Erörterung der klinischen Anwendung der Antacida. Herr Wienbeck hat uns gezeigt, daß wir bei der Refluxösophagitis den Nutzen der Antacida weder überschätzen noch unterschätzen dürfen. In den meisten klinischen Studien zur Refluxösophagitis wurden die Patienten zu wenig untergruppiert. Nimmt man in eine Studie viele schwere Fälle (Grad 3 und 4) auf, ist keine positive Antwort in bezug auf den Antacidaeinsatz zu erwarten. Wichtig sind Patienten, die Probleme mit dem Reflux haben, von Zeit zu Zeit Antacida nehmen und davon profitieren. Hier sind weitere gute klinische Studien notwendig.

Gastritis und NUD sind weniger hart faßbare Krankheiten. Hier haben wir durch den Helicobacter viel neues gelernt. Aber in der Therapie sind wir nur bedingt weitergekommen.

In den Indikationen Ulcus duodeni und Ulcus ventriculi ist die Wirkung der Antacida besonders gut beim Ulcus duodeni dokumentiert. Ich glaube aber nicht, daß den Antacida bei diesen beiden Krankheiten in Zukunft eine große Bedeutung zukommen dürfte. Es sei denn, wir könnten beweisen, daß Antacida zu einer besseren Qualität der Ulkusheilung als H_2-Antagonisten oder Omeprazol führen. Zwar hat auch die Schnelligkeit der Ulkusheilung eine gewisse Bedeutung, vor allem ist wichtig, wie schnell die Patienten symptomarm oder symptomfrei werden, aber die Qualität der Ulkusheilung ist für die weitere Entwicklung des Krankheitsbildes der Ulkuspatienten von größter Bedeutung. Hier spielt auch die Eradikation des H. pylori eine Rolle, die zu einer geringeren Ulkusrezidivrate führt. Doch die therapeutischen Möglichkeiten zur Eradikation des H. pylori sind heute suboptimal. Wenn wir z.B. mit Antacida die Qualität der Heilung verbessern könnten, dann können wir mit einem einfachen Therapieschema vielleicht ebenso viel erreichen wie mit der komplizierteren Eradikationstherapie.

Zum Schluß haben wir gesehen, daß zum Einsatz von Antacida in Prophylaxe und Therapie der gastrointestinalen NSAR-Nebenwirkungen und in der Streßulkusprophylaxe noch sehr viele Fragen offen sind.

Recht herzlichen Dank an alle Referenten für die guten und interessanten Vorträge.

Stichwortverzeichnis